第43回

救急救命士国家試験問題

解答・解説集

監　修

山本保博　医療法人伯鳳会東京曳舟病院病院
　　　　　日本医科大学名誉教授

解答・解説

中野公介　さいたま市立病院救急科部長

石井浩統　日本医科大学大学院医学研究科救急医学

冨岡譲二　社会医療法人緑泉会米盛病院副院長

近藤久禎　国立病院機構本部 DMAT 事務局

吉田竜介　吉田クリニック院長／元・救急救命東京研修所教授

田邉晴山　救急救命東京研修所

尾方純一　救急救命東京研修所

へるす出版

●解答・解説担当

監　　修：山本　保博

●本書利用の手引き

・午前，午後の各設問について，正答番号（太字）とその
　解説を付している。

・解説には，『改訂第9版 救急救命士標準テキスト』『改訂
　第10版 救急救命士標準テキスト』（へるす出版刊）など
　における参照ページも〔　〕書きで示されているので，
　併せて参考にされたい。

はじめに

　後藤新平は，日清戦争（1894年7月〜1895年4月）のときには，欧州留学を終えたばかりで浪人状態だったが，彼の医師としての能力や統率力の高さを買われて，陸軍検疫部事務官長の職に抜擢されていた。

　彼は，1895年6月，終戦後の帰還兵のために広島市の沖合の似島に「似島消毒所」を突貫工事で設置した。また，徹底消毒した船舶687隻のうち，3カ月で帰還陸軍23万人の数回にわたる全身消毒を行い，コレラに罹患している軍人たちを島から出さない隔離治療を徹底させた。

　その間，258隻にコレラ患者が発生し，1,500人の患者を治療，感染拡大を徹底的に阻止した。後藤新平は3カ月間ほとんど睡眠もとらず，陣頭指揮にあたったという。

　これについて当時のドイツ皇帝ヴィルヘルム2世は「感染症における隔離治療では，われわれが世界一と自信をもっていたが，後藤新平には負けた」と舌を巻いたという。

　今年の1月下旬，新型コロナウイルス感染症が猛威を振るいはじめ，日本におけるPCR陽性者は日を追うごとに増えつづけてきている。また死亡例は，全国的にも増加を続けており，4月7日時点で緊急事態宣言が出され日本中を一時震撼させたが，医療崩壊や患者のより大きなオーバーシュートを防ぐためには適切な宣言だと考えている。

　救急救命士を目指す諸君には，これからもさまざまな壁が立ちはだかるに違いなく，それらを乗り越えていかなければならない。

　われわれの先輩に後藤新平という男がおり，現在と似た状況下で世界に先んじて全身消毒や隔離治療を行って成功したという事実は忘れてはいけないだろう。

2020年4月7日

医療法人伯鳳会東京曳舟病院病院長
日本医科大学名誉教授

山 本 保 博

「救急救命士国家試験」の実施要綱等についてのお問い合せは下記までお願いいたします。
〒113-0034 東京都文京区湯島3-37-4　HF 湯島ビルディング7F
一般財団法人日本救急医療財団　TEL 03(3835)1199　　03(3835)0099

● 第43回救急救命士国家試験における採点除外等の取扱いとした問題について

<u>C問題 問1</u>

17歳の女子。自宅風呂場で左前腕をナイフで切り、前腕からの出血が続いている状態を14歳の弟が発見して救急要請した。

救急隊到着時観察所見：意識 JCS1。呼吸数24/分。脈拍90/分、整。血圧100/60mmHg。傷病者は「死にたいので何もしないで」と叫んでいる。説得して局所の圧迫止血を行った後、親に救急搬送の同意を得ようと試みたが、不在で電話でも連絡がつかない。

適切な対応はどれか。1つ選べ。

1．弟に搬送の同意を得る。
2．児童相談所に指示を仰ぐ。
3．オンラインで医師の助言を仰ぐ。
4．本人の搬送拒否の意思を尊重する。
5．親族を探して同意を得るまで搬送を待つ。

採点上の取扱い

> 正解した受験者については採点対象に含め、不正解の受験者については採点対象から除外する。

理　由

> 問題としては適切であるが、必修問題としては難易度が高いため。

注　意　事　項

1．試験問題の数は120問で解答時間は正味２時間40分である。

2．解答方法は次のとおりである。

⑴　各問題には１から５までの５つの答えがあるので、そのうち質問に適した答えを

　　（例１）では１つ、（例２）では２つ選び答案用紙に記入すること。

（例１）　**101**　県庁所在地 ┊ （例２）　**102**　県庁所在地はどれか。

はどれか。１つ選べ。 ┊ **２つ選べ。**

　　1．栃木市 ┊ 　　1．仙台市

　　2．川崎市 ┊ 　　2．川崎市

　　3．広島市 ┊ 　　3．広島市

　　4．倉敷市 ┊ 　　4．倉敷市

　　5．別府市 ┊ 　　5．別府市

（例１）の正解は「３」であるから答案用紙の ③ をマークすればよい。

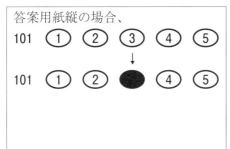

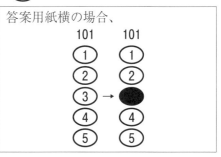

（例２）の正解は「１」と「３」であるから答案用紙の ① と ③ をマークすれ

　　ばよい。

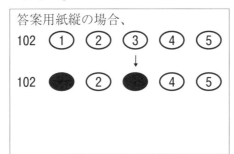

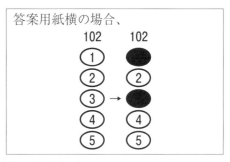

⑵　ア．（例１）の質問では２つ以上解答した場合は誤りとする。

　　イ．（例２）の質問では１つ又は３つ以上解答した場合は誤りとする。

A

1　一方向のみの動きになる蝶 番 型の関節はどれか。**2つ選べ。**

　　1．肩関節

　　2．肘関節

　　3．手関節

　　4．股関節

　　5．膝関節

[解答・解説]

　骨と骨の可動性結合である関節には種々の形状がある。肩関節や股関節は，あらゆる方向に可動域がある球関節であり，肘関節や膝関節は一方向のみの動きの蝶番関節である。

　手関節は，橈骨と手根骨が作る関節で顆粒関節に分類される。

〔テキスト第9版上巻 p. 188-190／同第10版 p. 151-153〕

2，5

2　成人の体液の内訳と体重に対する比率の組合せで正しいのはどれか。1つ選べ。

　　1．血　漿————15%

　　2．間質液————25%

　　3．総体液————60%

　　4．細胞内液————20%

　　5．細胞外液————40%

　人体の大半は水でできており，体重に占める水の割合は乳児で約75%，成人男子で約60%，成人女子で約55%であり，脂肪の多い人では水分が少ない。体液は細胞内の水分（細胞内液）と細胞外の水分（細胞外液）に分けられ，成人男子では細胞内液は体重の約40%，細胞外液は約20%を占める。

　細胞外液はさらに血漿と間質液に分けられ，血漿は体重の約5%，間質液は体重の約15%に相当する。

〔テキスト第9版上巻 p. 71-75／同第10版 p. 59-62〕

3

3　解剖学的基本体位について正しいのはどれか。1つ選べ。

　　1．立位をとる。

　　2．目を閉じる。

　　3．足を肩幅に広げる。

　　4．手背を前面に向ける。

　　5．上肢を水平位に挙げる。

　正確な解剖学的記述のために，人体の位置や方向は軸，面，帯，線，点などの用語で定められている。ヒトの解剖学的基本体位は，爪先をそろえて直立し，顔をまっすぐ前方に向け，視線を水平線上の無限遠に向け，上肢を体幹の両側に垂れて，手掌を前方に向けた姿勢である。

〔テキスト第9版上巻 p. 76-79／同第10版 p. 63-65〕

1

4 脳神経と機能の組合せで正しいのはどれか。1つ選べ。

1．視神経————————眼球運動
2．動眼神経————————視　覚
3．三叉神経————————顔面表情筋の運動
4．顔面神経————————顔面知覚
5．舌咽神経————————嚥下機能

[解答・解説]

視神経は視覚を伝える純粋な感覚神経である。網膜に入った光を視神経を介して視覚中枢に伝える。

動眼神経は，眼球運動を行う外眼筋のうち，上直筋・下直筋・内直筋・下斜筋を支配している。また，自律神経の神経線維を含んでおり，虹彩の瞳孔括約筋や毛様体筋を支配し，瞳孔径の調節にも関与している。眼瞼挙筋も支配しており，障害されると眼瞼下垂を生じる。

三叉神経は脳神経中最大の神経で，主に顔面の感覚を伝える。三叉神経は運動神経線維もあり，咀嚼筋に分布し，咀嚼や咬合に関与している。

顔面神経は運動神経，知覚神経(感覚神経)，自律神経の神経線維を含んでいる。運動神経は表情筋を支配している。また，眼輪筋も支配しているため，その障害によって閉眼障害(兎眼)が生じる。また，アブミ骨に付着する筋肉を支配しており，その障害によって聴覚過敏がみられる。

顔面神経の知覚神経は舌の前2/3の味覚と外耳の近くを司っている。自律神経線維としては涙腺や唾液腺を支配している。

舌咽神経は運動神経，知覚神経，自律神経の神経線維を含んでいる。舌咽神経は迷走神経とともに咽頭筋・喉頭筋を支配しており，その障害によって嚥下障害が出現する。

知覚神経としては舌の後ろ1/3の味覚，口蓋・咽頭の知覚，中耳の一部の感覚を司っている。また，自律神経線維として，唾液腺を支配している。

〔テキスト第9版上巻 p. 100-102/同第10版 p. 84-87〕　　**5**

5 視覚路について正しいのはどれか。 1つ選べ。

1．水晶体⇒視神経⇒視　索⇒外側膝状体⇒視放線⇒後頭葉
2．網　膜⇒視神経⇒視放線⇒外側膝状体⇒視　索⇒後頭葉
3．網　膜⇒視　索⇒視神経⇒外側膝状体⇒視放線⇒後頭葉
4．網　膜⇒視神経⇒視　索⇒外側膝状体⇒視放線⇒後頭葉
5．水晶体⇒視神経⇒視　索⇒視放線⇒外側膝状体⇒後頭葉

[解答・解説]
　網膜で感知された光刺激は、視神経乳頭に集まり、そこから脳の視覚中枢へと伝えられる。視神経は眼球を出た後、視神経管を通って頭蓋内に入り、下垂体のすぐ前上部で反対側の視神経と一緒になり、視交叉を形成する。視交叉の後は<u>視索</u>となって視床の<u>外側膝状体</u>に至り神経細胞を交代する。次の神経細胞の軸索は<u>視放線</u>を形成して後頭葉の視皮質に終わり、視覚として認知される。
　〔テキスト第9版上巻 p. 110-112／同第10版 p. 92-93〕　　**4**

6 ミネラル（無機質）はどれか。 1つ選べ。

1．炭　素
2．酸　素
3．水　素
4．窒　素
5．ヨウ素

　<u>炭素、酸素、水素、窒素などの有機物を形成する元素以外の元素をミネラル（無機質）という。ヨウ素は甲状腺ホルモンに含まれる。</u>このほか、ナトリウム、カリウム、カルシウム、鉄、マグネシウム、リン、硫黄、亜鉛など多数の無機質が生命の維持に不可欠である。
　〔テキスト第9版上巻 p. 198／同第10版 p. 160〕　　**5**

7 食道について正しいのはどれか。 1つ選べ。

1．漿膜が存在する。
2．前縦隔に位置する。
3．気管の背面を走行する。
4．喉頭から胃に通じる管である。
5．起始部は第3頸椎の高さである。

　食道は咽頭から胃に通じる長さ約25cm（成人）の筋性の管である。第6頸椎の高さが起始部で、<u>後縦隔を気管の背側で下行</u>し、食道裂孔で横隔膜を貫通し噴門で胃に移行する。
　<u>食道壁は内側から粘膜と筋層と外膜からなり、漿膜はない。</u>
　〔テキスト第9版上巻 p. 144-147／同第10版 p. 122-123〕　　**3**

8 核のない血球はどれか。**2つ選べ。**

    1．単　球

    2．赤血球

    3．顆粒球

    4．血小板

    5．リンパ球

[解答・解説]
1．単球は細胞質には顆粒を認めない，大きな細胞核を有する。
2．成熟赤血球は核をもたず，ヘモグロビンを主成分とする。
3．顆粒球には好酸球，好中球，好塩基球がある。好酸球は細胞質に好酸性顆粒を認める。好中球は2〜3葉に分葉した核がある。好塩基球は塩基性で染まる顆粒を認める。
4．血小板は核をもたない不整形の細胞質で，止血・凝固に関連する因子を含む。
5．リンパ球は細胞質には顆粒を認めない。
〔テキスト第9版上巻 p. 175-178／同第10版 p. 144-146〕

2，4

9 平常時に静脈に存在している血液量は全血液量の約何％か。1つ選べ。

    1．80％

    2．65％

    3．50％

    4．35％

    5．20％

  静脈の壁は薄く伸展しやすく，血液を大量に溜めることができる。全血液量の約60〜70％は常に静脈に存在している。このため静脈は容量血管とも呼ばれる。
〔テキスト第9版上巻 p. 136-137／同第10版 p. 115-116〕　**2**

10 ホルモンについて**誤っている**のはどれか。1つ選べ。

 1. 微量で作用する。
 2. 血液中に分泌される。
 3. 導管を通って放出される。
 4. 分泌器官に性差が存在する。
 5. フィードバック機構が存在する。

[解答・解説]
　内分泌とは導管をもたずに，産生した細胞から<u>直接，血液中へ生理的に活性をもつ物質を分泌</u>することをいう。内分泌腺から分泌される物質をホルモンといい，これを産生する腺細胞を内分泌腺，内分泌腺をもつ器官を内分泌器官という。

　ホルモンは，生体の種々の機能を<u>微量</u>で調節する役割をもっている。また，標的臓器に働きかけて作用を発揮するが，標的臓器から分泌された物質が元のホルモンの分泌を直接，間接的に抑制（または促進）する仕組み，すなわち<u>フィードバック機構</u>をもっている。

　例えば，<u>卵巣</u>は視床下部と下垂体の間でフィードバック機構をもち，これにより月経周期を維持している。

〔テキスト第9版上巻 p.169-173/同第10版 p.139-142〕　**3**

11　室温が20℃のとき、死後2時間で認められる死体現象はどれか。**2つ選べ。**
　　1．体温28℃
　　2．顎関節の硬直
　　3．足関節の硬直
　　4．青緑色皮膚変色
　　5．指圧で消退する死斑

　季節が春秋であれば，心停止後10時間までは体温は毎時1℃降下し，10時間以降は毎時0.5℃降下するといわれている。したがって，室温が20℃のとき，偶発性低体温症である可能性は低いので，死後2時間では体温は33〜34℃であると考えられる。
　死後硬直は心停止後約30分〜2時間で顎関節から出現しはじめることが多い。
　死後硬直は顎関節に次いで，四肢の大関節，手指，足趾へと下降性に発現することが多く，6〜8時間で全身の諸関節に及ぶ。
　時間経過とともに死斑は濃くなっていき，濃紫青色になる。指圧によって消退することもなくなる。
　死斑は心停止後約30分で薄く出現しはじめ，2時間ではっきりとし，6〜10時間で著明となる。心停止後18時間までは死斑は指圧によって消退するが，それ以降は消退しなくなる。
　〔テキスト第9版上巻 p. 254-255/同第10版 p. 194-196〕

2，5

12　糖尿病の3大合併症はどれか。1つ選べ。
　　1．網膜症　　腎障害　　神経障害
　　2．網膜症　　腎障害　　血液凝固障害
　　3．網膜症　　肝障害　　血液凝固障害
　　4．腎障害　　肝障害　　神経障害
　　5．肝障害　　神経障害　　血液凝固障害

　糖尿病の合併症は，糖尿病網膜症，糖尿病腎症，糖尿病神経障害，糖尿病大血管症，糖尿病足病変などがあげられる。
　〔テキスト第9版下巻 p. 800-803/同第10版 p. 605-608〕　**1**

13 血液がアルカリ性となる病態はどれか。1つ選べ。

　　1．腎不全
　　2．糖尿病
　　3．フグ中毒
　　4．頻回の嘔吐
　　5．睡眠時無呼吸

[解答・解説]
　血液がアルカリ性となる病態は，呼吸性アルカローシスか代謝性アルカローシスが考えられる。呼吸性アルカローシスは肺胞での換気が正常以上に増加して，血中の二酸化炭素分圧が低下してアルカローシスとなる。急性の呼吸性アルカローシスの典型として過換気症候群があげられる。呼吸以外の原因で血中の水素イオンが減少してアルカローシスとなる病態を代謝性アルカローシスという。嘔吐によって胃液中の水素イオンや塩素イオンを喪失した場合にみられる。また，利尿薬の投与や炭酸水素ナトリウムの過剰投与などの医原性の原因によっても生じる。
　〔テキスト第9版上巻 p. 235-236/同第10版 p. 613-614〕　**4**

14　退行性病変であるのはどれか。1つ選べ。
　　1．再　　生
　　2．萎　　縮
　　3．肥　　大
　　4．化　　生
　　5．肉芽形成

　細胞・組織・臓器などの機能や活動が低下や停止の方向に変化することを退行性変化という。壊死, 変性, 萎縮の3種類の退行性変化がある。
　壊死とは, 細胞が不可逆的な損傷を受けて機能を停止し, 細胞や組織の形態が保てなくなり, 構造が壊れることをいう。
　変性とは一般的には文字どおり物質の性質が変化することであり, 通常は期待されない細胞組織の異常変化を意味することが多い。細胞レベルでは, 変性とは細胞内や組織内に異常な物質の沈着が認められ, 細胞機能が障害されている状態を意味する。
　萎縮とは, いったんは正常な大きさに発達した細胞, 組織, 臓器が縮小し, 体積が減少した状態をいう。組織や臓器の萎縮の場合には, 構成する細胞数の減少による場合と細胞それぞれが縮小して全体として小さくなる場合がある。肥大や過形成とは反対方向の変化である。
　〔テキスト第9版上巻 p. 238-240／同第10版 p. 170-172〕　**2**

15　垂直感染に関与するのはどれか。1つ選べ。
　　1．咳
　　2．食　　物
　　3．母　　体
　　4．昆　　虫
　　5．医療器具

　病原体をもつ母親から胎盤を介し胎児に, または出産時に産道を介し新生児に感染が起こることを「垂直感染」という。垂直感染を起こす代表的な病原体に, B型肝炎ウイルス, サイトメガロウイルス, ヒト免疫不全ウイルス（HIV）がある。
　〔テキスト第9版上巻 p. 220-223／同第10版 p. 179〕　**3**

16　医療計画に記載するよう定められている「5疾病」に**含まれない**のはどれか。1つ選べ。

1．糖尿病
2．脳卒中
3．精神疾患
4．周産期疾患
5．急性心筋梗塞

[解答・解説]

　国民のすべてが，安心して切れ目のない良質の医療を受けられる環境を整備するという視点で，都道府県は医療計画を定めることになっている。平成24年度以降実施されている医療計画は重点項目として，「5疾病・5事業および在宅医療」が定められている。これらの各項目について現状を把握（調査）し，目標，数値目標などを設定し，その地域の実情に合ったかたちで事業に必要な施設や保健医療従事者の確保などの医療計画を策定していく。また，少なくとも5年ごとに調査，分析および評価をし，必要により医療計画を変更する。

　5疾病とは，がん，脳卒中，急性心筋梗塞，糖尿病，精神疾患であり，5事業とは，救急医療，災害医療，へき地医療，周産期医療，小児医療である。

〔テキスト第9版上巻 p. 36-38／同第10版 p. 30〕　　**4**

17 疾病構造の変化に関する数値で増加しているのはどれか。1つ選べ。

1．男性の喫煙者数
2．胃癌による死亡率
3．交通事故の死亡数
4．自殺による死亡率
5．心不全による死亡率

[解答・解説]
　わが国では、悪性新生物、心疾患、肺炎、脳血管疾患が四大死因であり、全死因の60％以上を占める。主な死因別の死亡率の推移としては、悪性新生物は増加の一途をたどっている。悪性新生物の部位別死亡率で近年増加傾向を示すものは、肺、大腸、乳房である。年齢調整死亡率の推移をみると、<u>従来からわが国で高かった胃癌、子宮癌は低下し</u>、肺癌、大腸・結腸癌、乳癌が増加する傾向がある。<u>心疾患は増加傾向を示している</u>。不慮の事故の近年の推移をみると、<u>交通事故は減少傾向にある</u>ものの、窒息、転倒・転落、溺死は増加傾向にある。
　<u>わが国の自殺者数は平成22年以降減少を続けており</u>、平成27年は24,025人で、4年連続で3万人を下回っている。
　<u>国民健康・栄養調査によると、男性の喫煙習慣者は徐々に減少しつつある</u>。
〔テキスト第9版上巻 p. 30-32／同第10版 p. 26-27〕　**5**

18 国民医療費に含まれる費用はどれか。1つ選べ。

1．正常な分娩
2．治療費の自己負担
3．市町村の健康診査
4．身体障害者の義眼
5．インフルエンザの予防接種

　<u>国民医療費とは</u>、ある年度に国民が傷病の治療のために費やした費用の総額で、この金額は医療保険からの給付だけでなく患者の自己負担分、生活保護法をはじめとするさまざまな法律に基づく給付額も含まれる。一方、正常な妊娠や分娩費用、健康診断や予防接種などに要する費用、身体障害者のための義眼や義肢の費用、買薬の費用などは含まない。
〔テキスト第9版上巻 p. 53-54／同第10版 p. 44〕　**2**

19 児童虐待相談における虐待者として最も多いのはどれか。1つ選べ。

1．実　　父
2．実　　母
3．祖　　父
4．実父以外の父
5．実母以外の母

20 病院実習の主な目的に**含まれない**のはどれか。1つ選べ。

1．患者への接し方
2．診療能力の修得
3．救急救命処置技術の向上
4．救急医療従事者の役割の理解
5．緊急度・重症度の判断能力の向上

21　「総務省消防庁：平成30年版　救急・救助の現況」の救急自動車による救急搬送人員について正しいのはどれか。1つ選べ。

1．軽症が約5割である。

2．急病が約5割である。

3．成人が約5割である。

4．交通事故の約5割が高齢者である。

5．病院収容所要時間20分以上30分未満が約5割である。

[解答・解説]

「平成30年版　救急・救助の現況」（総務省消防庁）によると，平成29年中の救急自動車による搬送人員のうち，もっとも多い事故種別は急病（64.3%）で，続いて一般負傷（15.4%），交通事故（8.1%）となっている。

疾病分類別でみると，脳疾患，心疾患などを含む循環器系が多く，16.2%となっている。とくに高齢者でその割合が高くなっており，20.2%を占めている。

傷病程度別でみると，もっとも多いのは軽症（外来診療）48.6%，続いて中等症（入院診療）41.6%，重症（長期入院）8.4%，死亡1.4%となっている。

もっとも多い年齢区分は高齢者58.8%，続いて成人32.8%，乳幼児4.6%となっている。年齢区分別の搬送人員について，前年と比較すると，新生児，少年および高齢者は増加し，乳幼児，成人は減少している。

事故種別，年齢区分別にみると，急病では高齢者61.8%，交通事故では成人61.9%，一般負傷では高齢者67.4%が高い割合で搬送されている。

救急自動車による病院収容所要時間（入電から医師引き継ぎまでに要した時間）は，全国平均で39.3分（対前年比横ばい）となっている。

病院収容所要時間別にみると，もっとも多いのが30分以上6分未満（62.5%），続いて20分以上30分未満（25.0%）となっている。

〔参照：平成30年版　救急・救助の現況（総務省消防庁）〕　1

22　メディカルコントロールにおけるプロトコールについて正しいのはどれか。**2つ選べ。**

1．指導救命士が中心になって作成する。
2．記載のない事象では自分で判断して対処する。
3．メディカルコントロール協議会単位で作成する。
4．診療の補助行為を行ううえで定められた手順である。
5．作成はオンラインメディカルコントロールの1つである。

[解答・解説]
　プロトコールとは，医師の診療の補助行為を行ううえで事前に定められた手順のことをいう。救急救命処置は医師の診療の補助行為であるため，プロトコールに従って行われなければならない。プロトコールは，国から示された標準的プロトコールを基に，各地域の医療機関の分布や機能などの地域の実情に合わせ，メディカルコントロール協議会の医師が中心となって作成される。
　オンラインメディカルコントロール（直接的メディカルコントロール）は，医療機関や消防機関の通信指令室などに待機する医師が，電話や無線などにより活動中の救急救命士と直接通信を行うものである。
　オフラインメディカルコントロール（間接的メディカルコントロール）は，救急現場および搬送途上における観察・処置や搬送方法に関するプロトコールの策定，救急活動記録に基づく救急活動の医学的な検証とフィードバック，病院実習などの教育カリキュラムの作成と実施・評価，症例検討会の開催や研究会などへの参加など，事前・事後において行われる救急活動にかかわる施策，評価，教育のことをいう。
〔テキスト第9版下巻p. 318-322/同第10版p. 228-231〕

3，4

23　脳死下での臓器移植について正しいのはどれか。**2つ選べ。**

1．被虐待児でも親権者の同意があれば臓器提供はできる。

2．臓器提供を前提とする場合に限り脳死を人の死とする。

3．本人による意思表示が不明であれば臓器提供はできない。

4．15歳未満の子供は本人の意思に関係なく臓器提供はできない。

5．本人の意思が明確でも、家族の承諾がなければ臓器提供はできない。

[解答・解説]

　平成9年に施行された「臓器の移植に関する法律」により，移植のための脳死体からの臓器の摘出が可能となった。その後，本法律が平成21年に改正され，平成22年7月より「臓器の移植に関する法律の一部を改正する法律」が施行された。この改正臓器移植法の主たる内容は，①本人の意思表示が不明な場合であっても家族の承諾で脳死下における臓器提供が可能になったこと，②被虐待児童からの臓器提供の防止について追加されたことなどである。

　改正臓器移植法では，臓器摘出の条件としては，本人の書面による臓器提供の意思表示があった場合であって遺族がこれを拒まないとき，または遺族がないとき，または，本人の臓器提供の意思が不明の場合であって，遺族がこれを書面により承諾するときとされた。

　改正臓器移植法では，心拍が残っている状態において家族の承諾により移植用臓器の摘出術が行われるので，現状では臓器移植につながる場合にのみ脳死を人の死と解釈していることに注意が必要である。つまり，医学的に脳死を人の死とみなすことは可能でも，一般的社会的には脳死をそのまま人の死とみなしているわけではない。

　改正臓器移植法では，家族の書面による承諾により，15歳未満からの臓器提供が可能となった。

〔テキスト第9版上巻 p. 20-21／同第10版 p. 15〕　**2，5**

24 救急救命士に関連する法的規定について正しいのはどれか。
1つ選べ。

1. 救急救命士は総務大臣の免許を受けた国家資格である。
2. 特定行為の種類は救急救命士法総則で定められている。
3. 特定行為で使用する薬剤や器具は救急救命士法施行規則で示されている。
4. 救急救命士に関する法律は、消防業務の向上に寄与することを目的とする。
5. 救急救命士に業務を行うことが許されている場所は、救急現場および搬送途上に限定されている。

[解答・解説]

1. 救急救命士は厚生労働大臣の免許を受けた国家資格である。
2. 特定行為の種類は「救急救命士法施行規則」(第21条)で定められている。
3. 特定行為で使用する薬剤の剤名や器具は厚生労働省告知、処置の具体的内容や医師の具体的指示の例は課長通知で示されている。
4. 「救急救命士法」は、第1条に「この法律は、救急救命士の資格を定めるとともに、その業務が適正に運用されるように規律し、もって医療の普及及び向上に寄与することを目的とする」と法の目的を定めている。つまり、救急救命士は、救急現場・搬送途上での重度傷病者に対する業務を通じて、わが国の医療の普及と向上を図ることを目的として設けられた医療資格ということができる。
5. 救急救命士には「救急救命処置」を行うことが認められている。その業務を行う場所は、「救急救命士は、救急用自動車その他の重度傷病者を搬送するためのものであって厚生労働省令で定めるもの(以下この項及び第53条第2号において「救急用自動車等」という)以外の場所においてその業務を行ってはならない。ただし、病院又は診療所への搬送のため重度傷病者を救急用自動車等に乗せるまでの間において救急救命処置を行うことが必要と認められる場合は、この限りではない」と定められている(同第44条第2項)。すなわち、救急救命士に業務を行うことが許されている場所は、救急現場と医療機関への搬送途上に限定されている。

〔テキスト第9版上巻 p. 346-349/同第10版 p. 261-264〕 **5**

25　救急救命士に関する法律に定められている欠格事由はどれか。**2つ選べ。**

1．未成年者
2．あへんの中毒者
3．素行が著しく不良である者
4．アルコール性肝障害のある者
5．罰金以上の刑に処せられた者

26　標準予防策（スタンダードプリコーション）について正しいのはどれか。**2つ選べ。**

1．空気感染予防策を含んでいる。
2．すべての傷病者に対して実施する。
3．汗は感染性があるものとして扱う。
4．単純で実施しやすいことを重視する。
5．疫学的な根拠よりも経験則を重視する。

[解答・解説]

救急救命士法において定められている欠格事由は以下のとおりである。

（欠格事由）
第4条
次の各号のいずれかに該当する者には，免許を与えないことがある。

一　罰金以上の刑に処せられた者
二　前号に該当する者を除くほか，救急救命士の業務に関し犯罪又は不正の行為があった者
三　心身の障害により救急救命士の業務を適正に行うことができない者として厚生労働省令で定めるもの
四　麻薬，大麻又はあへんの中毒者

〔参照：救急救命士法第4条〕

2，5

標準予防策は，①疫学的に根拠があること，②感染症にかかわらず，汗を除く唾液・鼻汁・喀痰・尿・便・腹水・胸水などすべての湿性体液には感染性があるものとして取り扱うこと，③空気・飛沫・接触伝播による感染防止対策を含んでいること，④単純で実施しやすいこと，⑤経済的であることに重点を置いて定められている。

〔テキスト第9版上巻 p. 370-377/同第10版 p. 282-286〕

2，4

27　現場活動の流れについて正しいのはどれか。1つ選べ。

1．状況評価は要救助者観察後に行う。

2．詳細な情報を得てから傷病者に接する。

3．個人防護具は現場をみてから準備する。

4．現場到着後は最初に救急隊員の安全を確保する。

5．救護活動を終えるまで傷病者を移動させてはいけない。

[解答・解説]

現場活動は，状況評価，初期評価，全身観察・重点観察，緊急度・重症度判断，医療機関の選定および連絡，車内活動（継続観察，詳細観察），医療機関への収容および医師への引き継ぎの流れで行われる。この間，必要に応じて問診と救急救命処置を行う。

1．状況評価には，救急出動後現場到着までに行うことと，現場到着後に行うことがある。感染防御や携行資器材の確認は，指令内容から推測される状況に合わせ現場到着までに準備しておく。

2．傷病者に接するまでの間，大まかな情報を聴取し，詳細な情報はその後の観察・処置時に聴取する。

3．119番入電時の内容から，現場到着までに必要な感染防止の個人防護具を着用する。

また，現場到着後にも事故形態や傷病者の状態に応じて個人防護具を追加する。

4．現場到着後は，まず救助者の安全を確保しなければならない。

5．初期評価と全身観察（重点観察）後は傷病者を救急車内へ収容し，医療機関へ搬送する。

〔テキスト第9版上巻 p. 396-400/同第10版 p. 245-252〕　**4**

28 吸入気酸素濃度を100%にできる酸素投与法はどれか。1つ選べ。

1．鼻カニューレ
2．フェイスマスク
3．ベンチュリーマスク
4．手動トリガー式人工呼吸器
5．部分再呼吸型リザーバ付きフェイスマスク

[解答・解説]

1．鼻カニューレは，経鼻的に酸素吸入を行うための低流量酸素投与器具である。もっとも簡便で傷病者に苦痛や負担が少ない方法であるが，十分な吸入酸素濃度を得ることはできない。

2．フェイスマスクは，傷病者の鼻と口を覆うビニール製マスクをゴムベルトで顔面に装着するもので，酸素流量を調節することにより吸入酸素濃度をある程度は調節することができる。

3．ベンチュリーマスクは，ベンチュリー管の内部をジェット流（100%酸素ガス）が流れる際に陰圧が生じて周囲の大気を取り込み（ベンチュリー効果），希望する酸素濃度を吸入できるように設計された酸素マスクであるが，吸入酸素濃度を50%以上に上げることは難しい。

4．手動トリガー式人工呼吸器は，酸素供給時に引き金（トリガー）を操作し，減圧弁を通して酸素を傷病者に供給する人工呼吸器である。CPR時に用いられることが多い。両手で用手的気道確保とマスク保持が行えること，100%吸入酸素濃度を供給できることなどの利点がある。

5．部分再呼吸型リザーバー付きフェイスマスクは，リザーバーとマスクとの間に一方向弁が存在せず，リザーバー内には供給された酸素だけでなく傷病者の呼気の一部が入る。二酸化炭素の再吸入を防ぐために比較的高流量で酸素を供給する必要があるが，非再呼吸型に比べて吸入酸素濃度が低くなる。

〔テキスト第9版上巻 p. 482-485，同 p. 487-491／同 第10版 p. 368-375〕　**4**

29　心肺蘇生について正しいのはどれか。1つ選べ。

1．AED の小児用パッドは成人にも使用できる。

2．小児の胸骨圧迫の深さは胸の厚さの約1/2である。

3．胸骨圧迫中の総頸動脈触知は胸骨圧迫の質の指標となる。

4．緊急走行中の AED 解析は車両を停車させてから実施する。

5．自動式心マッサージ器は傷病者の体型にかかわらず使用できる。

［解答・解説］

1．成人と6歳以上の小児は成人用電極パッドを用いる。乳児を含む6歳未満の未就学児は，小児用電極パッドがあれば使用するが，なければ成人用電極パッドで代用する。

2．小児・乳児に対する胸骨圧迫の深さは，胸郭前後径の約1/3とし，1分間当たり少なくとも100回のテンポで圧迫する。

3．効果的な胸骨圧迫で総頸動脈を触知できることがあるが，圧迫中に頸部で触知した拍動は必ずしも胸骨圧迫の質を評価する指標とはならない。

4．緊急走行中の AED 解析は救急自動車を停車させてから実施する。

5．自動式心マッサージ器は，装置によって傷病者の適応体型がある。

〔テキスト第9版上巻 p. 313-317，同 p. 494-495，同 p. 544-560/同 第 10 版 p. 376-383，同 p. 419-428〕　　　4

30 胸骨圧迫で適切なのはどれか。1つ選べ。

1. 深さ6 cm 以上
2. 圧迫の完全な解除
3. 胸骨上半分の圧迫
4. 回数120回/分以上
5. 換気に伴う中断時間15秒未満

31 急性虫垂炎を疑わせる圧痛の部位はどこか。図（別冊 No. 1）から2つ選べ。

1. A
2. B
3. C
4. D
5. E

別　冊
No. 1　図

32　口笛を吹くように少しずつ息を吐き出す呼吸様式を特徴とする病態はどれか。１つ選べ。

　　1．橋出血
　　2．気管支喘息
　　3．多発肋骨骨折
　　4．急性喉頭蓋炎
　　5．糖尿病ケトアシドーシス

〔解答・解説〕
　末梢気道の狭窄を少しでも軽減するため口笛を吹くようにして少しずつ息を吐き出している呼吸様式は，口すぼめ呼吸と呼ばれ，慢性肺気腫や気管支喘息の患者に特徴的にみられる。〔テキスト第 9 版上巻 p. 405／同第 10 版 p. 306〕　　**2**

33　散瞳を来す薬毒物はどれか。１つ選べ。

　　1．大　麻
　　2．コカイン
　　3．ヘロイン
　　4．モルヒネ
　　5．有機リン

　瞳孔の観察は薬物中毒が疑われる傷病者で重要である。散瞳はアルコール中毒，コカイン中毒，一酸化炭素中毒でみられ，縮瞳はモルヒネ（ヘロイン）中毒，有機リン中毒などでみられる。〔テキスト第 9 版上巻 p. 418，同下巻 p. 1081／同第 10 版 p. 314，同 p. 806-807〕　　**2**

34　救急救命士が行う 8 歳児の心肺蘇生について正しいのはどれか。１つ選べ。

　　1．人工呼吸から開始する。
　　2．脈拍の確認は上腕動脈で行う。
　　3．AED は小児用パッドを用いる。
　　4．成人と同量のアドレナリンを使用する。
　　5．電気ショック後は直ちに脈拍の有無を確認する。

　1．直ちに胸骨圧迫を開始する。
　2．乳児の場合は上腕動脈で確認する。
　3．未就学児には小児用パッドを用いる。
　4．救急救命士による薬剤投与の適応基準はおよそ 8 歳以上とされ，成人と同様のアドレナリン 1 mg を使用する。
　5．電気ショック後は直ちに胸骨圧迫を再開する。
　〔テキスト第 9 版上巻 p. 556-558／同第10版 p. 425-426〕　　**4**

35 痛み刺激に対する傷病者の肢位を写真（別冊 No. 2）に示す。GCS の運動による最良応答スコアはどれか。1つ選べ。

1. 1
2. 2
3. 3
4. 4
5. 5

```
┌─────────────────┐
│     別  冊      │
│  No. 2  写  真  │
└─────────────────┘
```

36 成人の心肺停止傷病者に対する救急救命士によるアドレナリン投与について正しいのはどれか。1つ選べ。

1. 投与は2分おきに行われる。
2. 1回投与量は体重によって調整される。
3. 心静止は目撃があっても投与の対象とならない。
4. 心室細動では除細動よりもアドレナリン投与が優先される。
5. 無脈性電気活動（PEA）では早期に投与することが推奨されている。

37　喉頭展開時の観察で、救急隊員の視界に解剖学的に腹側から並んでいる順はどれか。1つ選べ。

1．舌根部──→喉頭蓋──→声　門──→後部軟骨群→下咽頭
2．舌根部──→後部軟骨群→声　門──→喉頭蓋──→下咽頭
3．舌根部──→下咽頭──→喉頭蓋──→声　門──→後部軟骨群
4．下咽頭──→後部軟骨群→声　門──→喉頭蓋──→舌根部
5．下咽頭──→舌根部──→喉頭蓋──→声　門──→後部軟骨群

[解答・解説]
　喉頭展開によって視認できる範囲の程度によって挿管の困難を予測する（コーマックの分類）。救急救命士が気管挿管を試みるのは、声門のすべて（舌根、喉頭蓋、声門、後部軟骨群、下咽頭のすべて）が視認できるグレード1に限る。〔テキスト第9版上巻p.474/同第10版p.362〕　　　**1**

38　気道確保器具と合併症の組合せで**誤っている**のはどれか。1つ選べ。

1．経口エアウエイ────────嘔　吐
2．経鼻エアウエイ────────披裂軟骨脱臼
3．コンビチューブ────────食道損傷
4．気管内チューブ────────嗄　声
5．ラリンゲアルマスク────誤　嚥

1．経口エアウエイの注意点として、咽頭反射が残っている傷病者では、嘔吐を誘発することがあるため、嘔吐や悪心を認めた場合には、無理に挿入しない。また、不適切に挿入すると、舌を押し込み、気道閉塞を助長することがある。
2．経鼻エアウエイの注意点として、鼻出血などがある。披裂軟骨脱臼は気管内チューブ挿入の際に起こる合併症である。
3．コンビチューブの合併症としては、食道損傷を生じることがあり、愛護的に挿入する必要がある。
4．荒っぽい挿管操作や極端に高いカフ圧は、抜管後の嗄声の原因となる。
5．ラリンゲアルマスクは、食道を閉鎖する機能は食道閉鎖式エアウエイほど十分ではないので、胃内容物の逆流や誤嚥の可能性を常に念頭に置く。
　〔テキスト第9版上巻p.458-459、同p.463、同p.468、同p.480-481/同第10版p.346-348、同p.353、同p.356、同p.367〕　　　**2**

39　鼓膜体温計について正しいのはどれか。**2つ選べ。**

　　1．末梢温を測定する。

　　2．センサー部分の温度を測定する。

　　3．中耳炎の傷病者には使用しない

　　4．発汗時には正確な測定ができない。

　　5．氷点下の環境下では正確な測定ができない。

[解答・解説]

1．鼓膜温は核温〔中枢温，深部体温（中心部体温）〕の一つである。

2．センサー部分の温度を測定する温度計は，サーミスタ式実測式腋窩体温計である。鼓膜体温計は鼓膜から放射される赤外線量を赤外線センサーで検知する。

3．中耳炎の傷病者では鼓膜に炎症が及んでおり使用しない。

4．腋窩体温計を使用する場合は，汗などで腋窩が湿潤していれば，拭き取る必要がある。

5．鼓膜体温計の使用環境は5～35°が適応である。

〔テキスト第9版上巻 p. 448-449/同第10版 p. 340-341〕

3，5

40　ドクターヘリコプターによる傷病者搬送について正しいのは
どれか。1つ選べ。

　　1．離着陸時は輸液の滴下を中止する。

　　2．低酸素血症の傷病者は搬送できない。

　　3．事前に届け出た場所以外では離着陸できない。

　　4．傷病者を収容するときにメインローターは止めない。

　　5．救急隊の待機場所は操縦士が視認できる範囲とする。

〔解答・解説〕

　近年，ドクターヘリの配備が進んでいる。

1．ヘリ搬送においてとくに輸液の滴下を中止する必要はない。

2．低酸素血症の傷病者を迅速に搬送できる。

3．緊急にヘリコプターが離発着できる場所として，航空法では緊急離発着場が定義されている。

4．ヘリコプターのローターを完全に停止させてから搬入や搬出が行われるため，ローターが完全に停止するまで機体に近づいてはならない。

5．ホバリング中に地面に吹き付けられる風をダウンウォッシュといい，その影響を避けるため，待機する救急車や消防車はヘリコプターを視認しやすい場外離発着場の隅に赤色灯を回転させ，ドアを閉め待機する。また，安全のため，救急車の駐車および救急隊員の活動は必ず操縦士が視認できる範囲とする。

〔テキスト第9版上巻 p. 583-585/同第10版 p. 447-448〕　**5**

41　カプノグラムで示される呼気相はどれか。図（別冊 No. 3）から1つ選べ。

　　1．A
　　2．B
　　3．C
　　4．D
　　5．E

```
┌─────────────────┐
│                 │
│    別　冊       │
│  No. 3　図      │
│                 │
└─────────────────┘
```

42　血糖測定のため指尖部を穿刺したところ、写真（別冊 No. 4）の状態となった。次に実施すべき対応はどれか。1つ選べ。

　　1．穿刺部を圧迫する。
　　2．試験紙に血液をつけて測定する。
　　3．同じ穿刺針で別の指を再穿刺する。
　　4．同じ穿刺針で同じ指を再穿刺する。
　　5．指の付け根から指先に向けて圧迫する。

```
┌─────────────────┐
│                 │
│    別　冊       │
│  No. 4　写　真  │
│                 │
└─────────────────┘
```

43　搬送中それまで96％を示していたSpO₂値が88％になった。そのときのパルスオキシメータの波形を図（別冊 No. 5）に示す。

　　誤った対応はどれか。1つ選べ。

1．胸郭の動きをみる。
2．呼吸数をチェックする。
3．呼吸音の左右差を聴取する。
4．気道の開通をチェックする。
5．プローブの装着部位を変更する。

```
┌──────────────┐
│   別　冊     │
│   No. 5　図   │
└──────────────┘
```

44　直ちに生命の危機に陥る可能性のある検査結果はどれか。1つ選べ。

1．血糖値　70mg/dL
2．白血球数　6,000/μL
3．血小板数　120,000/μL
4．血清カリウム値　8.0mEq/L
5．血清ナトリウム値　140mEq/L

[解答・解説]
　体位変換や移動に際してSpO₂が急激に低下した場合，気道の開通，胸郭の動き，呼吸音の左右差，肺雑音の有無，また人工呼吸時はバッグ・バルブ・マスクの硬さや抵抗を繰り返し確認する。〔テキスト第9版上巻 p. 438-439/同第10版 p. 332-333〕　　**5**

　検査値の基準値を問う問題。
1．血糖値の測定結果が50mg/dL未満であれば，静脈路確保とブドウ糖投与のプロトコールに基づき，医師からの指示を求める必要がある。〔テキスト第9版上巻 p. 453/同第10版 p. 343〕
2．白血球数は健康成人で5,000～1万/μLが目安である。〔第9版上巻 p. 177/第10版 p. 145〕
3．血小板数は15万～50万/μLが目安である。〔第9版上巻 p. 177/第10版 p. 146〕
4．高カリウム血症は心室細動や心静止に移行する。血清カリウム値が概ね5.5mEq/L以上から心電図異常が出現しはじめる。〔第9版上巻 p. 234，同下巻 p. 773/第10版 p. 612，同 p. 579-580〕
5．血清ナトリウムは通常140mEq/L前後で保たれているが，異常高値または低値では細胞内の脱水または溢水を生じ，神経細胞の興奮性に異常をきたすため，重篤であれば意識障害に陥る。〔第9版上巻 p. 234，同下巻 p. 618/第10版 p. 612，同 p. 471〕　　**4**

45　コカインの所持・使用を規制する法律はどれか。1つ選べ。
　　1．あへん法
　　2．大麻取締法
　　3．覚せい剤取締法
　　4．医薬品医療機器等法
　　5．麻薬及び向精神薬取締法

46　心肺蘇生中の冠灌流圧を増加させるのはどれか。1つ選べ。
　　1．胸骨圧迫時の右房圧上昇
　　2．胸骨圧迫時の左房圧上昇
　　3．胸骨圧迫時の大動脈圧上昇
　　4．胸骨圧迫解除時の右房圧上昇
　　5．胸骨圧迫解除時の大動脈圧上昇

47　呼吸運動障害の原因とその機序の組合せで適切なのはどれか。1つ選べ。
　　1．脳幹出血————————神経筋接合部の障害
　　2．第7頸髄損傷————————横隔膜の麻痺
　　3．有機リン中毒————————錐体路の障害
　　4．フレイルチェスト————————肋間筋の麻痺
　　5．胸郭全周性のⅢ度熱傷————胸郭拡張の障害

48 拘束性肺障害について適切なのはどれか。1つ選べ。
1．肺活量が減少する。
2．呼気時間が延長する。
3．口すぼめ呼吸がみられる。
4．細い気管支の障害で生じる。
5．気管支拡張薬が投与される。

49 意識障害の要素に含まれるのはどれか。1つ選べ。
1．覚醒障害
2．記憶脱落
3．睡眠障害
4．注意散漫
5．知能障害

50 ショックの原因疾患で特異的な呼吸様式を呈するのはどれか。1つ選べ。
1．頸髄損傷
2．急性心筋梗塞
3．下部消化管穿孔
4．心タンポナーデ
5．急性肺血栓塞栓症

51　左心不全傷病者の搬送体位を起坐位とすることが望ましい理由はどれか。1つ選べ。

1．前負荷を減少させる。
2．後負荷を減少させる。
3．胸腔内圧を上昇させる。
4．脳灌流圧を上昇させる。
5．交感神経系を緊張させる。

　左心不全は左心系の機能低下による心不全である。全身組織の低灌流に，肺うっ血による病態が加わるため，起坐位にすることで静脈還流を減らして前負荷を軽減させる必要がある。〔テキスト第9版下巻 p.602-603/同第10版 p.397，同 p.461〕　**1**

52　ショック時に皮膚冷感と冷汗とを認めるのはどれか。**2つ選べ**。

1．ハチ刺傷
2．緊張性気胸
3．敗血症の早期
4．不安定型骨盤骨折
5．食物依存性運動誘発アナフィラキシー

　ハチ刺傷および食物依存性運動誘発アナフィラキシー（アナフィラキシーショック），敗血症（敗血症性ショック）は，血液分布異常性ショックであり，蒼白，冷汗，皮膚冷感，頻脈などの典型的なショック徴候を示さないことが多い。〔テキスト第9版下巻 p.614/同第10版 p.469〕　**2，4**

53　直ちに胸骨圧迫を開始すれば良好な神経学的転帰が期待できる心停止の原因疾患はどれか。1つ選べ。

1．敗血症
2．喘息発作
3．急性心筋梗塞
4．うっ血性心不全
5．食道静脈瘤破裂

　急性心筋梗塞の発症後早期には心不全徴候を伴わない心室細動が2〜5％にみられ，多くは発症後1時間以内に出現するが，適切な心肺蘇生によって比較的よい予後が期待できる。〔テキスト第9版下巻 p.628-629/同第10版 p.481-482〕　**3**

54 成人のショック傷病者のうち、救急救命士による心肺機能停止前の輸液の**適応でない**のはどれか。1つ選べ。

1．胸痛を訴えたあと呼吸が促迫している。
2．肝硬変で通院中で突然、吐血している。
3．住宅の屋根から墜落し、四肢の麻痺がある。
4．オートバイに乗車中に衝突して大腿骨の変形がある。
5．そばアレルギーで自己注射用アドレナリンを使用した。

55 閉じ込め症候群の傷病者について正しいのはどれか。**2つ選べ**。

1．字が書ける。
2．発語ができる。
3．耳が聞こえる。
4．目を動かせる。
5．膝立てができる。

56 無痛性で鮮紅色の吐血を特徴とする疾患はどれか1つ選べ。

1．胃　癌
2．メッケル憩室
3．十二指腸潰瘍
4．急性胃粘膜病変
5．マロリー・ワイス症候群

[解答・解説]

心原性ショック以外では救急救命士による心停止前の輸液の適用がある。
1．胸痛があり心原性ショックが疑われる。
2．吐血があり循環血液量減少性ショックが疑われる。
3．四肢の麻痺があり血液分布異常性ショックが疑われる。
4．大腿骨の変形があり循環血液量減少性ショックが考えられる。
5．そばアレルギーがあり血液分布異常性ショックが考えられる。
〔テキスト第9版下巻 p.607/同第10版 p.467-468〕　**1**

閉じ込め症候群では、脳幹の梗塞により、瞬目と垂直方向の眼球運動以外の運動機能が失われる。会話や書字は不可能であるが、瞬目や眼球運動による意思の疎通が可能である。したがって、3．の聴覚と4．の眼球運動が正解となる。〔テキスト第9版下巻 p.639/同第10版 p.491〕　**3，4**

マロリー・ワイス症候群では飲酒などで嘔吐反復後に無痛性鮮血吐血がみられる。
1．胃癌では特徴的な症状はないが、進行例では心窩部痛や胃もたれ、悪心・嘔吐がみられる。
2．メッケル憩室では無痛性の大量下血がみられる。
3．十二指腸潰瘍は消化性潰瘍の一つで、心窩部痛や悪心がみられる。
4．急性胃粘膜病変では激しい心窩部痛や悪心・嘔吐がみられる。
〔テキスト第9版下巻 p.694-695/同第10版 p.534-535〕　**5**

57　吸気時と呼気時との両方で呼吸困難がみられることが特徴である疾患はどれか。1つ選べ。

1．気道異物
2．扁桃周囲膿瘍
3．急性喉頭蓋炎
4．うっ血性心不全
5．COPD〈慢性閉塞性肺疾患〉

58　解離性（転換性）障害でみられる痙攣様反応の特徴はどれか。1つ選べ。

1．持続時間が短い。
2．高齢男性に多い。
3．人前では発症しない。
4．完全な意識消失を来す。
5．心理的ストレスが誘因となる。

59　全身性痙攣発作中にみられる徴候はどれか。1つ選べ。

1．徐　脈
2．縮　瞳
3．失　禁
4．頻呼吸
5．血圧下降

60 下部消化管穿孔について正しいのはどれか。1つ選べ。

　　1．若年者の発症が多い。

　　2．腹痛は体性痛である。

　　3．腹痛は間欠性である。

　　4．非手術的治療が行われる。

　　5．上部消化管穿孔に比べて予後がよい。

61 動悸の傷病者で洞頻脈を疑う訴えはどれか。1つ選べ。

　　1．「1分間に数回、脈が飛びます。」

　　2．「脈が強くなったり、弱くなったりします。」

　　3．「脈が突然に速くなり、ピタッと治まりました。」

　　4．「脈が突然に速くなり、脈拍の間隔はバラバラでした。」

　　5．「脈がだんだんと速くなり、だんだんと治まってきました。」

62 動悸を訴える傷病者で緊急度が高い症候はどれか。1つ選べ。

　　1．発　熱

　　2．失　神

　　3．振　戦

　　4．頭　痛

　　5．紅　潮

[解答・解説]

　下部消化管穿孔は，大腸憩室や大腸癌が原因としては多く，比較的高齢者に多くみられる。急性腹膜炎を続発し，傷病者は持続的な体性痛を訴え，腹膜刺激症状を認める。ほとんどが手術的加療を要し，敗血症などを合併し得るため予後は悪い。〔テキスト第9版下巻 p. 784-785/同第10版 p. 593-594〕　　**2**

　頻脈性不整脈については，テキスト第9版下巻 p. 768-769〔同第10版 p. 576〕参照。洞性の脈は間隔が一定で，原則的に欠損はなく，脈の強さが変わることはない。傷病者の訴えを素直に解釈すれば，脈が速く，間隔が一定なのは選択肢3か5ということになる。しかし，3の場合，「突然脈が速くなる」ということから，発作性上室頻拍の可能性が高いと思われる。　　**5**

　動悸についてはテキスト第9版下巻 p. 685〔同第10版 p. 526〕以下を，動悸の原因については図Ⅲ-4-5〔第9版下巻 p. 686/第10版 p. 527〕参照。動悸で緊急処置が必要なのは，正常な循環状態が保てず，臓器への血流障害が起こる場合であって，設問中では脳への血流障害が疑われる「失神」がもっとも危険と思われる。　　**2**

63 内臓痛を来す疾患はどれか。1つ選べ。

1．気　胸
2．心膜炎
3．帯状疱疹
4．肋骨骨折
5．急性大動脈解離

64 めまいを呈する病態のうち呂律が回らなくなるのはどれか。1つ選べ。

1．小脳出血
2．聴神経鞘腫
3．前庭神経炎
4．メニエール病
5．アダムス・ストークス症候群

65 持続的に喀血しているが換気が保たれている傷病者を搬送する際の対応について**誤っている**のはどれか。1つ選べ。

1．半坐位にする。
2．酸素を投与する。
3．強い咳嗽をさせる。
4．三次救急医療機関へ搬送する。
5．救急隊員はN95マスクを着用する。

66 治療薬が失神の原因となる疾患はどれか。1つ選べ。

  1．痛　風

  2．胃潰瘍

  3．高血圧

  4．糖尿病

  5．高脂血症

[解答・解説]

　失神についてはテキスト第9版下巻 p. 675〔同第10版 p. 519〕以下を参照。また，起立性低血圧による失神の原因となる薬剤については，表Ⅲ-4-33〔第9版下巻 p. 676／第10版 p. 520：表Ⅲ-4-30〕参照。糖尿病に対する治療薬も低血糖で意識障害を起こすことはあるが，テキストに記載があるように「失神」とは脳全体の一過性の血流現象による意識障害を指す用語であり，低血糖による意識障害は定義から外れる。　　　　**3**

67 頭痛の発症様式で緊急度が高いと判断する症候はどれか。1つ選べ。

  1．前兆を伴う。

  2．飲酒後に発症する。

  3．周期的に発症する。

  4．眼球結膜充血を伴う。

  5．痛みは1分以内にピークに達する。

　頭痛に関してはテキスト第9版下巻 p. 641〔同第10版 p. 492〕以下を，緊急度・重症度の判断については表Ⅲ-4-12〔第9版下巻 p. 646／第10版 p. 495：表Ⅲ-4-11〕を参照。設問の症状はいずれも表Ⅲ-4-12にはないが，急激に悪化するという意味では選択肢5の緊急度が高いと思われる（厚生労働省の模範解答は5となっている）。また，急性閉塞隅角緑内障は，頭痛・眼痛に眼球充血を伴い〔第9版下巻 p. 843：写真Ⅲ-5-12／第10版 p. 633：写真Ⅲ-5-10〕，失明の可能性が高いため，こちらも緊急性が高い。**4ないし5**

68　低体温を来しやすい意識障害の原因はどれか。1つ選べ。

　　1．悪性症候群

　　2．覚醒剤中毒

　　3．向精神薬中毒

　　4．アスピリン中毒

　　5．甲状腺クリーゼ

[解答・解説]
　偶発性低体温症についてはテキスト第9版下巻p.1100〔同第10版p.821〕以下を参照。表Ⅲ-7-19〔第9版下巻p.1100/第10版p.821〕には，偶発性低体温症の因子と原因として薬物中毒があがっているが，覚醒剤中毒の場合，交感神経が興奮するため高体温になる。悪性症候群は第9版下巻p.924以下〔第10版p.685〕参照。筋強剛，高熱，意識障害が特徴である。アスピリン中毒・甲状腺クリーゼ〔第9版下巻p.813/第10版p.614〕も高体温が特徴である。抗精神病薬の多くは全身の血管を拡張させるため低体温になることがあるが，実際の臨床で経験する向精神薬中毒は誤嚥性肺炎を合併して高体温であることも少なくない。　　　　　　　　3

69　頸髄損傷傷病者で呼吸停止に注意する必要がある徴候はどれか。1つ選べ。

　　1．肘を曲げることができない。

　　2．肘を伸ばすことができない。

　　3．指を伸ばすことができない。

　　4．手首を伸ばすことができない。

　　5．肩甲骨を挙上することができない。

　横隔膜を支配する横隔神経は第3〜第5頸髄から出ている〔テキスト第9版上巻p.122/同第10版p.103〕ため，損傷された脊髄が高位であるほど呼吸停止の危険性が高い。テキストには詳しい記載がないが，頸髄損傷のレベルと運動の関係として，
　第5頸髄（C5）：肩の運動・
　　肘の屈曲が可能
　第6頸髄（C6）：手関節背屈・
　　前腕回内が可能
　第7頸髄（C7）：肘の伸展・
　　手関節の屈曲が可能
　第8頸髄・第1胸髄（C7〜
　　Th1）：手指の屈曲が可能
であり，肩が上がらないのがもっとも高位の損傷であり，呼吸停止に至る危険がある。　5

70 感染症傷病者のシバリングについて正しいのはどれか。1つ
選べ。

1．同時に発汗を認める。

2．高熱に引き続き生じる。

3．酸素消費量が低下する。

4．原因疾患の病勢を反映する。

5．体温調節機能の障害を伴う。

[解答・解説]
　シバリングとは「悪寒戦慄」のことで，現在の体温が，生体が必要とする体温より低い場合に，体温調節中枢が急激に体温を上げようとして，全身の筋肉を収縮させるために起こる〔テキスト第9版上巻p.186/同第10版p.151〕。発汗は体温を下げるため同時にはみられない。感染症で悪寒戦慄が起こるのは，体温を上げて免疫機能を高めようとする生体反応であり，原因疾患が重篤であるほど起こりやすい。筋肉が収縮する場合，酸素を大量に消費する。**4**

71 右尿管結石嵌頓でみられる身体所見はどれか。1つ選べ。

1．右下肢痛

2．腹部の反跳痛

3．右背部の叩打痛

4．右肩への放散痛

5．右季肋部の圧痛

　尿路結石についてはテキスト第9版下巻p.795以下〔同第10版p.602〕を参照。尿管結石症の傷病者は「腹痛」で119番通報してくることもあるが，注意深く問診・観察すると，痛みは腰部から背部にあり，背部の叩打痛があることが多い。**3**

72 傷病者が「胸が押しつぶされるような感じ」と訴える疾患はどれか。1つ選べ。

1．胸膜炎

2．胆石発作

3．肋間神経痛

4．十二指腸潰瘍

5．大動脈弁狭窄症

　「胸が押しつぶされるような痛み」が「胸部拘扼感」のことを指すのであれば，症状が進行すれば狭心症を合併する可能性がある大動脈弁狭窄症が正解となる。胸膜炎では咳や深呼吸で増悪する胸の痛み〔テキスト第9版下巻p.742/同第10版p.565〕が，胆石症では季肋部の差し込むような痛み〔第9版下巻p.787/第10版p.596〕が，十二指腸潰瘍では空腹時の腹痛〔第9版下巻p.780/第10版p.591〕が特徴である。**5**

73　分娩中に突然の呼吸困難と意識障害とを起こす疾患はどれか。1つ選べ。

1．子宮破裂
2．羊水塞栓
3．子宮内反
4．弛緩出血
5．骨盤位分娩

　異常分娩についてはテキスト第 9 版下巻 p. 903〔同 第 10 版 p. 670〕以下を参照。羊水塞栓は突然の呼吸困難・呼吸停止と血圧低下・意識障害を起こす重篤な病態である。子宮破裂・子宮内反では腹痛とショックが，弛緩出血では出血性ショックが起こる。骨盤位分娩では通常，経腟分娩ではなく帝王切開が選択される。　　　　　**2**

74　月経周期が28日型の女性で、最終月経開始日が 6 月15日であった場合の分娩予定日はいつか。1つ選べ。

1．3 月 8 日
2．3 月22日
3．4 月 8 日
4．4 月18日
5．4 月22日

　ネーゲレ概算法による出産予定日の計算は，最終月経初日の月数に 9 を加えるか 3 を引いて，日数に 7 を加える〔テキスト第 9 版下巻 p. 896/同第 10 版 p. 666〕。しかし，現在では電子カルテやスマートフォンで簡単に計算できるので，記憶しておく必要があるかどうかは疑問である。　　　　　**2**

75　肺炎について正しいのはどれか。1つ選べ。

1．間質性肺炎は飲酒が原因となる。
2．肺胞性肺炎は聴診で捻髪音を認める。
3．市中肺炎は弱毒菌による感染症である。
4．誤嚥性肺炎は脳卒中後遺症が誘因となる。
5．医療関連肺炎は入院後24時間以内に発症する。

　肺炎全般についてはテキスト第 9 版下巻 p. 738〔同 第 10 版 p. 563〕以下を参照。間質性肺炎の原因には，関節リウマチや多発性皮膚筋炎などの膠原病，粉塵やカビ・ペットの毛・羽毛などの慢性的な吸入，薬剤性，特殊な感染症などのほかに，原因不明のもの（特発性）があるが，飲酒との関連は明らかではない。捻髪音は間質性肺炎で聴取される。弱毒菌は健康な生体には感染しにくいが，免疫力が低下した者には感染し，重篤化することがある（日和見感染）。脳卒中後遺症では，嚥下困難などにより誤嚥性肺炎を起こしやすい。院内感染は入院後48時間以降に発症したものをいう。**4**

76 糖尿病ケトアシドーシスに比べて、高浸透圧高血糖症候群でより顕著なのはどれか。1つ選べ。

1．脱水の程度
2．若年者での発症
3．症状の進行の速さ
4．1型糖尿病での発症
5．クスマウル大呼吸の出現

77 イレウスの傷病者で絞扼性イレウスを疑う症候はどれか。1つ選べ。

1．筋性防御
2．水様性下痢
3．緩徐な発症
4．間欠的な腹痛
5．腸雑音の亢進

78 QT延長症候群の原因になりやすいのはどれか。1つ選べ。

1．運　　動
2．肥　　満
3．貧　　血
4．薬　　剤
5．喫　　煙

79　興奮した傷病者に対する適切な対応はどれか。1つ選べ。

　1．アイコンタクトを終始保つ。

　2．視線は相手と同じ高さにする。

　3．笑顔を絶やさずに徐々に近寄る。

　4．できるだけ詳細な議論を心がける。

　5．救急隊員であることがわかるよう、聴診器を首にかけて近寄る。

　傷病者を鎮めるための対応はテキスト第9版下巻 p.916の表Ⅲ-5-64〔同第10版 p.680：表Ⅲ-5-52〕にあるが、反応は個別の傷病者によっても異なるため、臨機応変に対応することが重要である。なお、テキストにも記載されている、病院前における精神科救急対応のためのコース（PEEC）はこのような傷病者への対応を学ぶために有用である。（日本臨床救急医学会：PEEC について　https://jsem.me/training/peec.html）**2**

80　痛風で機能不全を来しやすい臓器はどれか。1つ選べ。

　1．肺

　2．肝　臓

　3．膵　臓

　4．腎　臓

　5．副　腎

　痛風（高尿酸血症）についてはテキスト第9版下巻 p.812〔同第10版 p.613-614〕参照。救急対応としては痛風発作（母趾の付け根の発赤と疼痛）が主であるが、高尿酸血症は腎機能障害の原因となることもまた重要である。　　　　　　　**4**

81　血中酸素含有量を直接規定する因子はどれか。**2つ選べ**。

　1．呼吸数

　2．心拍数

　3．心拍出量

　4．酸素飽和度

　5．血中ヘモグロビン濃度

　血中酸素含量とは、「一定の容積の血液に含まれている酸素の量」であり、血中の酸素のほとんどはヘモグロビンと結合しているため、血中ヘモグロビン濃度と酸素飽和度に相関する〔テキスト第9版下巻 p.818/同第10版 p.618〕。血中酸素含量に心拍出量をかけたものが、実際に末梢に運搬される酸素の量（酸素運搬量）である。　**4，5**

82 高齢者に特有な疾患とその誘因の組合せで正しいのはどれか。1つ選べ。

  1．肺気腫————————長期飲酒歴
  2．骨粗鬆症————————高脂血症
  3．誤嚥性肺炎————————口腔内ケア不足
  4．前立腺肥大————————動脈硬化
  5．慢性硬膜下血腫————長期喫煙歴

83 心電図において心室の興奮（脱分極）を示すのはどの部分か。1つ選べ。

  1．P　波
  2．PQ 部分
  3．QRS 部分
  4．ST 部分
  5．T　波

84 被虐待児症候群について正しいのはどれか。1つ選べ。

  1．世代間継承はない。
  2．8歳以上が大半を占める。
  3．直接死因は頭部外傷が多い。
  4．ネグレクトは虐待に含まれない。
  5．児童相談所による相談対応件数が減少している。

［解答・解説］

高齢者の特徴はテキスト第9版下巻 p.881〔同第10版 p.658〕以下に記載があるが，この設問は常識でも解答できるであろう。肺気腫は喫煙との関係が指摘されており〔第9版下巻 p.891/第10版 p.562〕，骨粗鬆症は腎機能低下や閉経に関係がある〔第9版下巻 p.892/第10版 p.664〕。前立腺肥大は程度の差はあれ，加齢に伴い男性のほぼ全員にみられる。慢性硬膜下血腫〔第9版下巻 p.965/第10版 p.717〕は飲酒や抗凝固薬の服用と関連がある。口腔ケア不足は口腔内の嫌気性菌の増加の原因となり，誤嚥性肺炎を起こしやすくなる〔第9版下巻 p.891/第10版 p.663-664〕。　　3

心電図波形の意味はテキスト第9版下巻 p.766〔同第10版 p.574-575〕参照。P波：心房の興奮，QRS波：心室の興奮，PQ間隔：房室伝導時間，T波：心室の興奮からの回復である。3

被虐待児症候群についてはテキスト第9版下巻 p.878〔同第10版 p.655〕以下を参照。虐待は世代間継承の傾向があり，4〜5歳以下が多く，死亡原因としては頭部外傷が多いことが知られている。ネグレクト（養育放棄・怠慢）も虐待の一種である。児童相談所への相談は年々増加している。　　3

85　腹膜透析について正しいのはどれか。1つ選べ。
　　1．週2回行う。
　　2．家庭で行える。
　　3．介助者を必要とする。
　　4．代謝性合併症を起こさない。
　　5．体内の水分除去ができない。

86　乳児突然死症候群について正しいのはどれか。1つ選べ。
　　1．夏季に多い。
　　2．高齢出産の児に多い。
　　3．8〜10か月の児に好発する。
　　4．鑑別として虐待は重要である。
　　5．母乳栄養はリスク因子の一つである。

87　言いまちがい（錯語）や多弁が特徴的な病態はどれか。1つ
　　選べ。
　　1．解　離
　　2．妄　想
　　3．構音障害
　　4．運動性失語
　　5．感覚性失語

[解答・解説]
　腹膜透析についてはテキスト第9版下巻p.794〔同第10版p.600-601〕参照。基本的に患者本人が施行可能で，血液透析と同様に，電解質の調節や水分量の調節，老廃物の排出が可能であるが，効率は悪く，1日数回の透析液交換が必要である。

2

　乳児突然死症候群（SIDS）についてはテキスト第9版下巻p.877以下〔同第10版p.655〕を参照。冬季に多く，出生順位が遅いほど多く，母乳栄養児よりミルク栄養児に多く，若年の母親の場合に多いことが知られている。好発年齢は生後6カ月までである。窒息などの虐待との鑑別は難しく，病院前でも注意深い観察が必要であるが，救急隊員の疑うような姿勢に傷つけられたという報告もあり，扱いには十分な注意を要する。　**4**

　失語・構音障害についてはテキスト第9版下巻p.712〔同第10版p.489〕参照。感覚性失語では話す能力に比べ，聞いて理解する能力が落ちており，多弁であるが言い間違いが多い。**5**

88 高病原性鳥インフルエンザの感染力が高まり大流行となる際に想定される感染源はどれか。1つ選べ。

1．犬
2．蚊
3．鶏
4．豚
5．ヒト

［解答・解説］
　高病原性鳥インフルエンザについてはテキスト第9版下巻p.851〔同第10版p.638〕参照。文字どおり鳥から感染するので鶏が感染源として想定される。ヒトからヒトへは感染しないと考えられている。だが，設問のように突然変異によって強い毒性を保ったまま感染力を獲得して新型インフルエンザとなれば，ヒトからヒトに感染し大流行となる。(厚生労働省：鳥インフルエンザに関するQ&A-(7) https://www.mhlw.go.jp/bunya/kenkou/kekkaku-kansenshou02/qa.html)　　**5**

89 心電図波形を図（別冊 No. 6）に示す。失神を来すのはどれか。1つ選べ。

1．A
2．B
3．C
4．D
5．E

```
別　冊
No. 6
心電図波形
```

　不整脈の波形とその病態はテキスト第9版下巻p.768-772〔同第10版p.576-579〕参照。A：PQ間隔が徐々に延びてQRSが欠損するウェンケバッハ型2度房室ブロック，B：PR間隔が延長している1度房室ブロック，C：P波とQRSが同期しない3度房室ブロック，D：QRS波形の前にペースメーカーから出るスパイク電流が観察されるペースメーカー波形，E：洞調律（心拍数60前後）である。3度房室ブロックは失神の原因になり得る〔第9版下巻p.758/第10版p.573-574〕。　**3**

90 単純型熱性痙攣の特徴はどれか。1つ選べ。

1．痙攣に左右差がみられる。
2．痙攣が30分以上持続する。
3．24時間以内に痙攣を繰り返す。
4．1～3歳で発症することが多い。
5．痙攣後に24時間以上意識障害が持続する。

　単純型熱性痙攣についてはテキスト第9版下巻p.868〔同第10版p.649〕以下を参照。好発年齢は2～3歳（1～5歳くらいまで）であり，全身性で，持続時間は短く，意識は徐々に回復し，解熱すれば繰り返すことはまれである。　**4**

91　アナフィラキシーの病態で正しいのはどれか。**2つ選べ。**
　　1．血管収縮
　　2．出血傾向
　　3．気道分泌物低下
　　4．血管透過性亢進
　　5．気管支平滑筋収縮

　ヒスタミンの作用として，気管支平滑筋収縮，血管拡張，血管透過性亢進などアナフィラキシーでみられる諸症状を引き起こす。〔テキスト第9版下巻p.820-821/同第10版p.619-620〕
4，5

92　胆石症について正しいのはどれか。1つ選べ。
　　1．男性に多い。
　　2．食生活に関係する。
　　3．好発年齢は20代である。
　　4．好発部位は総胆管である。
　　5．日本人の4人に1人は胆石を保有している。

　胆石発作は，油ものの過食や過労によって引き起こされることが多いという特徴がある。〔テキスト第9版下巻p.787/同第10版p.596〕
2

93　一過性脳虚血発作について正しいのはどれか。1つ選べ。
　　1．意識障害を来す。
　　2．強い頭痛を訴える。
　　3．局所神経症状を伴う。
　　4．心腔内血栓が主な原因である。
　　5．一過性の血圧上昇が引き金となる。

　一過性脳虚血発作（TIA）では運動麻痺，顔面のしびれなど，局所神経症状を伴う。〔テキスト第9版下巻p.722-723/同第10版p.549-550〕
3

94　化膿性関節炎について正しいのはどれか。1つ選べ。
　　1．肘関節に発症しやすい。
　　2．機能障害を残すことは少ない。
　　3．ウイルス感染が主原因である。
　　4．骨髄炎から波及することが多い。
　　5．易感染性の基礎疾患を有する人に多い。

　化膿性関節炎は黄色ブドウ球菌や連鎖球菌などによる細菌感染による炎症である。高齢者は，ステロイドの長期内服，糖尿病，慢性腎不全，人工関節など，易感染性の基礎疾患を有することが多い。〔テキスト第9版下巻p.828/同第10版p.625〕**5**

95　肺血栓塞栓症について正しいのはどれか。1つ選べ。
　　1．若年者に多い。
　　2．脱水が引き金となる。
　　3．胸痛は移動性である。
　　4．心房細動が原因となる。
　　5．胸部聴診で呼吸音に左右差を認める。

[解答・解説]
　肺血栓塞栓症・深部静脈血栓症は水分補給の低下や飲酒，乾燥した空間などの環境因子による脱水によって発症しやすくなる。〔テキスト第9版下巻p.742-743/同第10版p.584-585〕
2

96　急激な視力低下を来す疾患のうち眼痛を特徴とするのはどれか。1つ選べ。
　　1．脳梗塞
　　2．網膜剥離
　　3．心因性視力障害
　　4．急性緑内障発作
　　5．網膜中心動脈閉塞症

　急性緑内障では急激な視力低下・眼痛・頭痛・悪心・嘔吐を訴える。網膜中心動脈閉塞症では数秒から数分の一過性の黒内障を認める。脳梗塞では進行に伴い数日かけて視力が低下する場合がある。〔テキスト第9版下巻p.842/同第10版p.632〕　**4**

97　認知症の初期に障害される記憶はどれか。1つ選べ。
　　1．直前の記憶
　　2．若い頃の記憶
　　3．最近の日常的な記憶
　　4．日常生活に必要な記憶
　　5．学生時代の学業の記憶

　病初期には見当識障害が出現し，時間や日付・場所がわからなくなる。〔テキスト第9版下巻p.888/同第10版p.662〕　**3**

98　熱傷面積の測定について正しいのはどれか。1つ選べ。
　　1．発赤部位は熱傷面積に含める。
　　2．5の法則は年齢により面積の計算法が異なる。
　　3．熱傷指数は熱傷面積と年齢とから算出される。
　　4．9の法則で右上肢全体の熱傷面積は18％である。
　　5．手掌法は救護者の指を含めた掌を1％体表面積とする測定法である。

　5の法則は幼児，小児，成人で計算方法が分かれている。〔テキスト第9版下巻p.1024，p.1026：図Ⅲ-6-66/同第10版p.763-764：図Ⅲ-6-60〕　**2**

99　四肢外傷に対する処置について適切なのはどれか。1つ選べ。
　　1．露出した骨折端は創内に戻す。
　　2．刺さっている異物を抜去する。
　　3．創傷からの外出血は間接圧迫止血を行う。
　　4．骨幹部骨折の固定は上下の関節を含めない。
　　5．止血帯（ターニケット）は収縮期血圧より100mmHg以
　　　　上高くする。

[解答・解説]
　止血帯（ターニケット）では収縮期血圧より100mmHg以上高くし，圧力が可視化できない簡易的な止血帯を用いる場合には創部からの出血停止や末梢動脈の触知ができなくなったことを確認するまで締めつづけ，中途半端な加圧にならないように留意する。〔テキスト第9版下巻p.1008／同第10版p.753〕　**5**

100　急性硬膜外血腫の特徴について正しいのはどれか。1つ選べ。
　　1．高齢者に多い。
　　2．意識清明期を認める。
　　3．出血源は架橋静脈である。
　　4．脳挫傷を伴うことが多い。
　　5．急性硬膜下血腫より予後が不良である。

　受傷時に脳振盪による意識障害があり，一時的に意識は回復するが，血腫の増大とともに，再び意識状態が悪化する経過をたどる。〔テキスト第9版下巻p.963-964／同第10版p.718〕　**2**

101　多発外傷に該当する損傷形態はどれか。1つ選べ。
　　1．腎挫傷と胸部打撲
　　2．肋骨骨折と腰部打撲
　　3．脳挫傷と大腿骨骨折
　　4．急性硬膜外血腫と脳挫傷
　　5．同側の大腿骨骨折と脛骨骨折

　多発外傷とは，身体各部位のうち2部位以上が重大な損傷を受けたものである。
　脳挫傷と大腿骨骨折は，AISの分類における頭頸部（脳挫傷）と四肢（大腿骨骨折）の2部位である。〔テキスト第9版下巻p.936／同第10版p.694-695〕　**3**

102　高齢者の外傷の特徴について正しいのはどれか。**2つ選べ**。
　　1．痛みを自覚しにくい。
　　2．遅発性脳内血腫を生じにくい。
　　3．出血による冷汗が出現しやすい。
　　4．全身的な代謝異常を引き起こしにくい。
　　5．転倒した際の自己防御機序が働きにくい。

　高齢者は加齢により転倒した際の自己防御機序（姿勢）が働きにくいため，転倒による外傷が多い。また慢性的な痛みを抱えているなどの理由により，痛みの閾値が高く，損傷があっても痛みが出現しない，または出現しにくい。〔テキスト第9版下巻p.1018／同第10版p.757-758〕
1，5

103 不安定型骨盤骨折について正しいのはどれか。1つ選べ。

 1. 輪状構造は保たれている。

 2. 両下肢の運動麻痺がある。

 3. 出血の多くは動脈性である。

 4. 出血量は1L未満のことが多い。

 5. 垂直剪断型は重症になりやすい。

104 心タンポナーデでみられる所見はどれか。1つ選べ。

 1. 心音の増強

 2. 脈圧の増加

 3. 頸静脈の虚脱

 4. 心電図の低電位

 5. 収縮期血圧の上昇

105 骨盤骨折について正しいのはどれか。1つ選べ。

 1. 体位変換はログロールで行う。

 2. 約80％は不安定型骨折である。

 3. 骨盤動揺性検査は複数回実施する。

 4. 骨盤固定具は大転子部に装着する。

 5. 寛骨臼の骨折は大量出血を来しやすい。

106 眼窩吹き抜け損傷について正しいのはどれか。1つ選べ。

 1. 複視が出現する。

 2. 前頭洞骨折を伴う。

 3. 腫脹が軽減してくると眼球が突出する。

 4. 眼窩内圧が急激に低下するために生じる。

 5. 眼球の運動障害により下転が困難となる。

107　動物咬傷について正しいのはどれか。１つ選べ。
　　１．ヒト咬傷でも感染症が起こる。
　　２．もっとも多いのはネコ咬傷である。
　　３．イヌ咬傷では破傷風感染は起こらない。
　　４．ネコ咬傷では狂犬病ウイルスに感染しない。
　　５．アナフィラキシーショックを起こすことはない。

108　受傷から時間が経った後に、血液分布異常性ショックを起こす可能性が高い外傷はどれか。１つ選べ。
　　１．大腸穿孔
　　２．心房破裂
　　３．大動脈損傷
　　４．大腿骨骨幹部骨折
　　５．外傷性くも膜下出血

　大腸が穿孔した場合，糞便が腹腔内へ漏出し，腹膜炎を起こす。また炎症が波及すると敗血症によるショックを引き起こす。〔テキスト第9版下巻p.784/同第10版p.593〕　　1

109　びまん性脳損傷について正しいのはどれか。１つ選べ。
　　１．脳が局所的に損傷された損傷形態である。
　　２．脳震盪では受傷後24時間以上の意識障害がある。
　　３．脳震盪を繰り返しても高次脳機能障害を残すことはない。
　　４．びまん性軸索損傷では受傷後6時間以内に意識が回復する。
　　５．びまん性軸索損傷では意識が回復しても高次脳機能障害を残す。

　びまん性軸索損傷の場合，重症型では永続的な意識障害のほか，意識が回復した場合でも高次脳機能障害を残す。〔テキスト第9版下巻p.965/同第10版p.719〕　　5

110 体重60kgの男性において、収縮期血圧の低下が始まるのは約何 mL の出血からか。1つ選べ。

1．500mL
2．1,000mL
3．1,500mL
4．2,000mL
5．2,500mL

［解答・解説］
　体重60kgの成人の場合，体重の約8％（約5L）が循環血液量とされている〔テキスト第9版上巻 p.126/同第10版 p.108〕。出血量が循環血液量の15％を超えるとショック徴候が明らかとなり，30％を超えると収縮期血圧の低下が認められて重症，40％以上では致死的である〔第9版下巻 p.948-949/第10版 p.705-706〕。　　　　**3**

111 皮膚から速やかに吸収される酸はどれか。1つ選べ。

1．塩　酸
2．硫　酸
3．硝　酸
4．酢　酸
5．フッ化水素酸

　化学損傷を生じる酸のうち，特殊な酸としてフッ化水素酸があり，皮膚および粘膜から生体内へ速やかに吸収される。〔テキスト第9版下巻 p.1029/同第10版 p.766〕　　　**5**

112 自動車事故の受傷機転と特徴的な損傷部位の組合せで正しいのはどれか。1つ選べ。

1．ペダル外傷————————股関節
2．ハンドル外傷————————頭　部
3．エアバッグ外傷————————骨　盤
4．シートベルト外傷————腸　管
5．ダッシュボード外傷————胸腹部

　シートベルトの種類にもよるが，腹部ベルトと脊柱の間で腸管や腸間膜が圧迫されて損傷する。〔テキスト第9版下巻 p.938/同第10版 p.697〕　　　**4**

113 出血に対して細胞外液量の維持に関与するのはどれか。1つ選べ。

1．グルカゴン
2．コルチゾール
3．アドレナリン
4．サイロキシン
5．アルドステロン

　出血によるショックに対して抗利尿ホルモン（バソプレシン）および，レニン-アンギオテンシン-アルドステロン系の最終ホルモンであるアルドステロンは，それぞれ尿細管における水分およびナトリウムの再吸収を促して，尿中への体液の喪失を最小限に抑える。〔テキスト第9版下巻 p.945/同第10版 p.702〕
　　　5

114 腹部臓器損傷と病態の組合せで正しいのはどれか。１つ選べ。

　　1．肝損傷――――――胆汁の後腹膜漏出
　　2．脾損傷――――――後腹膜血腫
　　3．腎損傷――――――尿の腹腔内漏出
　　4．膵損傷――――――後腹膜組織の壊死
　　5．腸間膜損傷――――腸管運動亢進

115 全身照射で即死には至らないが１〜２週間でほとんどが死亡する放射線量はどれか。１つ選べ。

　　1．1 mSv
　　2．10mSv
　　3．100mSv
　　4．1 Sv
　　5．10Sv

116 食物を喉に詰まらせた意識のある成人に対して、最初に行うべき対応はどれか。１つ選べ。

　　1．胸骨圧迫
　　2．背部叩打
　　3．腹部突き上げ
　　4．口腔内異物除去
　　5．声がでるかを確認

117 潜水反射について正しいのはどれか。１つ選べ。
　　1．頻脈を呈する。
　　2．冷水の場合が多い。
　　3．末梢血管が拡張する。
　　4．成人で起こりやすい。
　　5．大量の誤嚥が原因である。

118　直ちに下山が必要な高山病の症状はどれか。1つ選べ。

　　1．頭　痛

　　2．嘔　吐

　　3．発　熱

　　4．めまい

　　5．泡沫状血痰

119　中毒物質の血中濃度の上昇が静脈内投与の次に速いのはどれか。1つ選べ。

　　1．経　口

　　2．吸　入

　　3．経　皮

　　4．筋　注

　　5．皮下注

120　高齢者の熱中症の特徴について正しいのはどれか。**2つ選べ**。

　　1．重症化しにくい。

　　2．基礎疾患は影響しない。

　　3．日常生活での発生が多い。

　　4．発汗機能低下が誘因となる。

　　5．骨格筋による熱産生が多い。

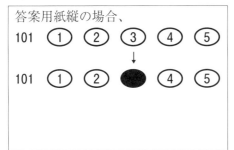
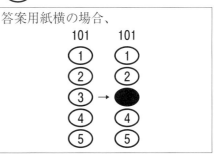
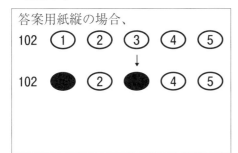
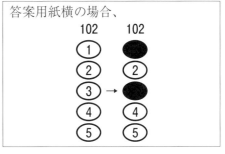

B

1　後腹膜に位置する臓器はどれか。1つ選べ。
　　1．胃
　　2．肝　臓
　　3．脾　臓
　　4．虫　垂
　　5．十二指腸

[解答・解説]
　後腹膜臓器を問う問題は頻出。膵臓，腎臓，副腎，尿管，腹部大血管，十二指腸である〔テキスト第9版上巻 p. 92/同第10版 p. 76〕。消化管は概ね腹腔内臓器であるが一部，後腹膜を走行する。十二指腸〔第9版上巻 p. 147/第10版 p. 123〕，上行結腸，下行結腸〔第9版上巻 p. 151/第10版 p. 126〕は「後腹膜に固定」と記載されているが便宜上「後腹膜臓器」に分類される。　　　　　　　　**5**

2　剣状突起が含まれる構造物はどれか。1つ選べ。
　　1．胸　骨
　　2．鎖　骨
　　3．肋　骨
　　4．胸　椎
　　5．肩甲骨

　剣状突起は心肺蘇生時に胸骨圧迫部位の位置確認の目安とされるものである。胸骨最下端（尾側）に突出している〔テキスト第9版上巻 p. 89/同第10版 p. 73〕。心窩部（上腹部）正中部を頭側に向かって触診すると皮下やや深いところに触知する。体型により触知しやすさは異なる。　　　　　　　　　**1**

3　急性疾患はどれか。1つ選べ。
　　1．肝硬変
　　2．糖尿病
　　3．肺気腫
　　4．イレウス
　　5．骨粗鬆症

　急性疾患は初発症状発現が急で症状が顕著なものが多い。慢性疾患は徐々に発病し，適切な治療が行われないと徐々に悪化し，経過は年余に及ぶ。イレウス（腸閉塞）は腸管閉塞の原因によっては慢性に経過し，自然寛解するものもあれば，腸管穿孔をきたし重篤になる場合もある。設問のイレウスを急性，慢性と画一的に区分けするのは不適当であるが，その他の選択肢がすべて明らかな慢性疾患であり，しかも表Ⅱ-2-1〔テキスト第9版上巻 p. 212/同第10版 p. 167〕に急性と分類されているのでやむなく4とする。　**4**

4　平成29年における我が国の総人口に占める65歳以上人口の割合（％）に最も近いのはどれか。1つ選べ。

1．15
2．20
3．28
4．36
5．44

[解答・解説]
テキスト第9版では上巻p.27に示されている平成25年の統計が最新であるが、設問は平成29年の統計を聞いている。平成25年は0〜14歳：12.9％、15〜64歳：62.1％、65歳以上：25.1％である。最近の老齢人口の増加を加味し、選択肢の近似値を選ぶのであれば3の28％となる。ちなみに、総務省統計局の資料によれば、平成29年10月1日時点で65歳以上は27.7％である。〔テキスト第10版p.23-24には平成31年の統計が掲載されており、65歳以上は28.3％である。〕　3

5　駅近くの路上で倒れて呼吸をしていない老人を発見し、呼びかけても反応がないため大声で周りに助けを求めたが誰もいない。
市民がまずとるべき行動はどれか。1つ選べ。

1．人工呼吸
2．胸骨圧迫
3．背部叩打
4．119番通報
5．AEDの探索

市民による一次救命処置も救命士が指導する立場にあるので確実に理解しておく。意識がない場合は「迅速な通報」が優先され、人を呼んで119番通報とAED手配を依頼する。次に、自分はその場に残り迅速に心肺蘇生を開始する。しかし、周囲に誰もいない場合は心肺蘇生開始よりも119番通報とAEDが優先されるので、自分で現場を離れ手配しに行く。〔テキスト第9版上巻p.315/同第10版p.221〕　4

6　多数傷病者のSTART法による一次トリアージで確認するのはどれか。1つ選べ。

1．GCS
2．SpO$_2$値
3．体　温
4．呼吸数
5．収縮期血圧

災害時など多数傷病者の重症度把握を簡便に行う方法としてSTART法がある。医療器具などを用いないのが特徴である。「歩行可能か？」→「自発呼吸はあるか？」→「呼吸数は？」→「橈骨動脈は触知するか？」→「意識はあるか？」を順番にみていく。呼吸回数のみ計測するが、あとは「あり」「なし」で判断する。意識状態は従命反応のみでGCSでグレード分けの必要はない。〔テキスト第9版上巻p.302/同第10版p.237-238〕　4

7　空気感染対策が必要なのはどれか。1つ選べ。

  1．水　　痘

  2．B型肝炎

  3．C型肝炎

  4．季節性インフルエンザ

  5．AIDS〈後天性免疫不全症候群〉

[解答・解説]

 必出問題。空気感染（飛沫核感染）とは空中を微生物の微粒子が浮遊するので飛沫感染よりも軽く，換気ダクトなどを介し隣室にも移行する。結核，麻疹，水痘が相当する。近年，新型コロナウイルスが流行し，エアロゾル感染といわれ，空気感染までではないが飛沫感染（1～2m以内）よりも遠くまで及ぶといわれている。新型コロナウイルスについて，次回の国家試験において感染形式などが出題される可能性は高い。季節性インフルエンザは，感染経路は主に飛沫感染であるが，空気感染や接触感染も起こす。その他の選択肢は血液を介する感染である。〔テキスト第9版上巻 p.222, p.372：図Ⅲ-1-29, 同下巻 p.850/同第10版 p.179, 同 p.283：図Ⅲ-1-21, 同 p.637〕

        1

8　40歳代の男性。仕事中に突然うなり声とともに倒れたため、同僚が救急要請した。

 傷病者は呼びかけに反応がない。通信指令員としてCPR実施を促す判断をするために聞き出すべき情報はどれか。1つ選べ。

  1．脈の触知

  2．呼吸の状態

  3．痙攣の有無

  4．冷汗の有無

  5．痛み刺激への反応

 口頭指導による現場での心肺蘇生必要性の判断プロトコールであるが〔テキスト第9版上巻 p.324：図Ⅲ-1-21〕，従来は脈拍触知されないことが心停止の判断根拠であったが，一般市民では脈触知が難しいことから一次救命処置では「普段どおりの呼吸ではないこと」を心停止とし，胸骨圧迫開始をするようになった。   **2**

9 心電図モニターの電極と誘導について正しい図はどれか。図
（別冊 No. 1）から1つ選べ。

　　1．A
　　2．B
　　3．C
　　4．D
　　5．E

```
┌─────────────────┐
│                 │
│   別　冊        │
│  No. 1　図      │
│                 │
└─────────────────┘
```

10 搬送に際し、足側高位を選択すべき病態はどれか。1つ選べ。
　　1．肺水腫
　　2．急性腹症
　　3．気管支喘息
　　4．頭蓋内圧亢進
　　5．出血性ショック

11 救急救命士による経鼻エアウエイ挿入の適応はどれか。1つ
選べ。
　　1．鼻出血
　　2．舌根沈下
　　3．顔面骨骨折
　　4．気管支喘息
　　5．頭蓋底骨折

12 上気道の完全閉塞で、吸気時に膨らむ部位はどこか。1つ選べ。

　　1．前頸部
　　2．鎖骨上窩
　　3．肋　間
　　4．胸　郭
　　5．腹　部

13 医師の包括的指示により使用できるのはどれか。1つ選べ。
　　1．ブドウ糖溶液
　　2．乳酸リンゲル液
　　3．声門上気道デバイス
　　4．ビデオ硬性挿管用喉頭鏡
　　5．自己注射用アドレナリン

14 慢性腎不全患者が透析日の朝に呼吸困難を生じたときに、最も可能性の高い病態はどれか。1つ選べ。
　　1．肺　炎
　　2．不整脈
　　3．肺血栓塞栓症
　　4．気管支喘息発作
　　5．うっ血性心不全

15 救急現場活動で聴取する情報のうち、現病歴に含まれるのはどれか。1つ選べ。

1. 職　業
2. 喫煙の有無
3. 家族の状況
4. 症状の変化
5. 事前指示書の有無

現病歴とは今回発症した病態における症状，状態および経過を表すものである。職業，嗜好品，家族状況などはテキスト第9版上巻 p. 394〔同 第 10 版 p. 302〕には社会歴と記載されている。〔第9版上巻 p. 392-394/第10版 p. 300-302〕　**4**

16 経皮的動脈血酸素飽和度の測定が困難になる病態はどれか。1つ選べ。

1. 発　熱
2. 高血糖
3. 頻呼吸
4. 意識障害
5. 血圧低下

経皮的動脈血酸素飽和度はパルスオキシメータで計測し，SpO_2 と表す。血液の酸素化の指標であるが，指尖を計測部位にするため末梢循環の悪い場合は測定困難になることがある。〔テキスト第9版上巻 p. 438-439：表 Ⅲ-2-18/同 第 10 版 p. 332-333：表Ⅲ-2-18〕　**5**

17 救急救命士による血糖測定とブドウ糖溶液投与の標準プロトコールについて正しいのはどれか。1つ選べ。

1. 対象年齢は15歳以上である。
2. ブドウ糖溶液の投与は80mL までとする。
3. 血糖測定は医師の具体的指示によって行う。
4. 静脈路確保が難しくても時間をかけて試みる。
5. 血糖値が60mg/dL であればブドウ糖溶液の投与ができる。

ブドウ糖溶液投与の適応は推定15歳以上，血糖値50mg/dL 未満である。血糖測定は特定行為でないため必ずしも具体的指示を必要としないが，静脈路確保と溶液投与は具体的指示を必要とする。〔テキスト第9版上巻 p. 511-515：図 Ⅲ-2-60/同 第 10版 p. 392-394：図Ⅲ-2-59〕　**1**

18 アドレナリンの薬理作用として正しいのはどれか。1つ選べ。

1. 血糖値低下
2. 心拍数低下
3. 気管支拡張
4. 末梢血管拡張
5. 心筋収縮力低下

19 大量出血後に血管内に投与された乳酸リンゲル液が、血漿と間質液とに分布する割合で正しいのはどれか。1つ選べ。

1. 5対1
2. 3対1
3. 1対1
4. 1対3
5. 1対5

20 体循環系のうっ血による症候はどれか。1つ選べ。

1. 咳　嗽
2. 多　尿
3. 肝腫大
4. チアノーゼ
5. 泡沫状血痰

21　一次性脳病変により意識障害を来すのはどれか。1つ選べ。
　　　1．低体温
　　　2．不整脈
　　　3．敗血症
　　　4．髄膜炎
　　　5．低血糖

　意識障害の原因で一次，二次性脳病変を問う問題も頻出。前者は脳に器質的な病変があるもので，後者は全身的な原因があり，それが脳機能に障害をもたらし意識障害をきたすものである〔テキスト第9版下巻p. 617-618，同p. 636/同第10版p. 471，同p. 488〕。選択肢4のみ脳が直接的な原因部位となる。
4

22　神経調節性失神が強く疑われる発症時期はどれか。1つ選べ。
　　　1．食　後
　　　2．排尿時
　　　3．発熱時
　　　4．労作時
　　　5．起立直後

　失神は，突然意識を失い膝から崩れるように倒れる。急激な脳血流低下に起因する。神経調節性失神には血管迷走神経性失神，頸動脈洞症候群，状況失神などがある。いずれも迷走神経（副交感神経）反射のため徐脈が特徴である。排便，排尿，咳嗽，嘔吐時の徐脈は時にみられ得る。〔テキスト第9版下巻p. 675-677/同第10版p. 519-520〕
2

23　左側の口角下垂と右側の上下肢運動麻痺とを来す障害の部位はどこか。1つ選べ。
　　　1．大　脳
　　　2．小　脳
　　　3．脳　幹
　　　4．頸　髄
　　　5．胸　髄

　交叉性片麻痺の問題である。脳幹部の障害の場合，口角下垂は顔面神経麻痺であり上位の部位ですでに神経交叉を終えているため同側の麻痺となるが，交叉を終えていない末梢運動神経の障害では対側の上下肢の麻痺が生じる〔テキスト第9版下巻p. 656：図Ⅲ-4-2/同第10版p. 504：図Ⅲ-4-2〕。その他，単麻痺，対麻痺，四肢麻痺，中心性脊髄損傷なども理解しておく。〔第9版下巻p. 655-656，同p. 980-981/同第10版p. 503-504，同p. 730〕
3

24 貧血による酸素供給低下の代償によって生じる訴えはどれか。1つ選べ。

1．「眠い。」
2．「胸が痛い。」
3．「目がまわる。」
4．「疲れやすい。」
5．「ドキドキする。」

25 認知症の中核症状はどれか。1つ選べ。

1．妄　想
2．抑うつ
3．見当識障害
4．性的脱抑制
5．攻撃的行動

26 腸重積症について正しいのはどれか。1つ選べ。

1．半数以上が再発する。
2．間欠的に激しく泣く。
3．手術が必要となることが多い。
4．最も多い初発症状は血便である。
5．4歳から10歳までに多くみられる。

27　多数傷病者に対する先着隊の最初の任務は何か。1つ選べ。

1．トリアージ
2．現場指揮の宣言
3．負傷者数の確認
4．重症傷病者の処置
5．傷病者搬送の準備

［解答・解説］
　多数傷病者の現場に到着した先着隊の任務であるが、まずはCSCAの確立が優先される。これは現場における初動に必要な管理項目であり、指揮命令系統の確立（Command and Control）、安全確保（Safety）、情報収集（Communication）、およびその評価（Assessment）を行うことにある。その後有機的にトリアージ、処置、搬送が行われる。〔テキスト第9版上巻 p. 297-301：表Ⅲ-1-5/同第10版 p.234-237：表Ⅲ-1-4〕
　　　　　　　　　　　　　　2

28　Ⅲ度熱傷を疑う症候はどれか。1つ選べ。

1．発　赤
2．水疱形成
3．白色皮膚
4．創部の出血
5．強い自発痛

　熱傷深度はⅢ度熱傷が一番深い。そのため、皮膚の知覚神経（感覚神経）や血管も損傷されるため疼痛はなく、皮膚血流もないため、白色の固い皮革様皮膚となる。毛根部も損傷されているため、引っ張れば容易に抜毛されるのが特徴である。〔テキスト第9版下巻 p. 1024-1025：表Ⅲ-6-12/同第10版 p.762-763：表Ⅲ-6-11〕
　　　　　　　　　　　　　　3

29　心外閉塞性・拘束性ショックの原因となる外傷はどれか。1つ選べ。

1．肝損傷
2．頸髄損傷
3．骨盤骨折
4．緊張性気胸
5．フレイルチェスト

　ショックの分類と病態は必出。設問の病態には緊張性気胸、心タンポナーデ、肺血栓塞栓症がある。緊張性気胸は肺から漏れた空気が一方通行的に胸腔内に溜まることにより胸腔内が異常な陽圧となり、心臓・大血管を圧迫し、ショックになるものである。〔テキスト第9版下巻 p. 604-606：表Ⅲ-3-13、同 p. 612-613/同第10版 p.463-464：表Ⅲ-3-5、同 p.468-469〕
　　　　　　　　　　　　　　4

30 急性エタノール中毒で最も重篤な病態が疑われる症候はどれ
か。1つ選べ。

1．多幸感
2．低体温
3．歩行障害
4．全身紅潮
5．判断力低下

〔解答・解説〕
　エタノールは食用酒に用いられる。飲酒量によって症状は異なり，多幸感，皮膚紅潮，判断力低下，言語不明瞭，歩行障害，傾眠などがしだいにみられる。意識混濁，歩行不能状態になると誤嚥による窒息の危険があり，それよりも重症になると低体温，昏睡となる。〔テキスト第9版下巻 p.1074：表Ⅲ-7-11／同第10版 p.802：表Ⅲ-7-11〕　　**2**

C

1　17歳の女子。自宅風呂場で左前腕をナイフで切り、前腕からの出血が続いている状態を14歳の弟が発見して救急要請した。

　　　救急隊到着時観察所見：意識JCS 1。呼吸数24/分。脈拍90/分、整。血圧100/60mmHg。傷病者は「死にたいので何もしないで」と叫んでいる。説得して局所の圧迫止血を行った後、親に救急搬送の同意を得ようと試みたが、不在で電話でも連絡がつかない。

　　　適切な対応はどれか。1つ選べ。

　　1．弟に搬送の同意を得る。

　　2．児童相談所に指示を仰ぐ。

　　3．オンラインで医師の助言を仰ぐ。

　　4．本人の搬送拒否の意思を尊重する。

　　5．親族を探して同意を得るまで搬送を待つ。

[解答・解説]

> 午後C問題　問1は，問題としては適切であるが，必修問題としては難易度が高いため，正解した受験者については採点対象に含め，不正解の受験者については採点対象から除外する採点上の取扱いがとられた。

　正常な判断ができない傷病者（いわゆる「制限行為能力者」）への適切な対応が問われている。自傷事案であり，意識清明ともいえず（JCS 1），「傷病者は正常な判断ができる」といえる状況ではない。未成年でもあるし，"死にたい"と自殺念慮を示している。本人が"何もしないで"と述べても"本人の搬送拒否の意思を尊重"できる状況ではない。切創への処置と精神科的加療のために，医療機関へ搬送する必要がある。もちろん，本人や保護者の同意を得て搬送するのが望ましいが，連絡がつかない状況であれば同意のないままの搬送もやむを得ないであろう。ただし，このような場合には救急隊のみの判断で行うよりも，オンラインで医師に助言を求めたうえで活動するのがより望ましい。医師が直ちに適切な判断ができるとはかぎらないが，一人（一隊）の判断ではなく，複数の者によって判断したという過程が重要となる。

　弟から同意を得ることは不要なわけではないが，14歳の未成年は傷病者やその保護者の代理にはならないであろう。児童相談所が指示を出せる内容ではない。親族を探すのは必要であるものの，いつ親族から同意が得られるか見通しのないまま搬送を待つわけにはいかない。〔テキスト第9版上巻 p.343/同第10版 p.257〕　　　**3**

2 30歳の女性。炎天下での作業の途中から気分不良を訴えて休んでいたが、悪心と頭痛とがあり、息苦しさや四肢のしびれもでてきたため同僚が救急要請した。

　救急隊到着時観察所見：意識JCS1。呼吸数30/分、脈拍120/分、整。血圧90/40mmHg。体温38℃。SpO$_2$値96％。顔面は紅潮し、発汗著明で熱感も強い。項部硬直はみられないが、上肢の緊張は強く、手は写真（別冊No.2）に示す肢位を呈している。

　この手の肢位を来した直接的な原因はどれか。1つ選べ。

1．頻　脈
2．脱　水
3．低血圧
4．過換気
5．高体温

別　冊
No.2　写　真

3　32歳の男性。真夏の炎天下の中、自宅の庭で長時間作業中、大量発汗を伴い全身性の痙攣を起こし意識が消失したため、家族が救急要請した。

　救急隊到着時観察所見：意識 JCS 3。呼吸数24/分。脈拍96/分、整。血圧96/60mmHg。体温38.0℃。SpO₂値94％。瞳孔は両側3.0mm であり、対光反射は正常。糖尿病で近医に通院歴があると聴取する。痙攣は治まっている。

　救急隊の対応として適切なのはどれか。1つ選べ。

1．血糖値を測定する。
2．自宅安静を指示する。
3．初期救急医療機関へ搬送する。
4．二次救急医療機関へ搬送する。
5．かかりつけ医に往診を依頼する。

4　40歳の男性。食事中に激しい腹痛を自覚し大量吐血したため、家族が救急要請した。

　救急隊到着時観察所見：意識 JCS 3。呼吸数28/分。脈拍130/分、整。血圧60/40mmHg。呼吸音に左右差を認めない。顔面蒼白。四肢冷感あり。病院収容まで約30分要する見込みである。

　この傷病者に実施する適切な処置はどれか。1つ選べ。

1．気管挿管
2．血糖測定
3．静脈路確保と輸液
4．アドレナリン投与
5．バッグ・バルブ・マスク換気

5 70歳の男性。自宅で意識障害を来したため家族が救急要請した。

　救急隊到着時観察所見：呼びかけにかろうじて開眼する。呼吸数20/分。脈拍82/分、整。血圧140/90mmHg。左上下肢を動かしているが、右上下肢を動かさない。

　この傷病者に認められる所見はどれか。1つ選べ。

　1．左下肢の膝蓋腱反射亢進

　2．痛み刺激に対して除脳肢位

　3．頭部前屈に対して項部硬直

　4．痛み刺激に対して除皮質肢位

　5．ドロッピングテストで右上肢が先に落下

6 62歳の男性。数日来の腹痛がひどくなり救急要請した。

　救急隊到着時観察所見：意識清明。呼吸数28/分。脈拍120/分、整。血圧140/80mmHg。下腹部に圧痛を認める。

　この傷病者で緊急度が高いと判断する訴えはどれか。1つ選べ。

　1．「尿が赤い。」

　2．「下痢をした。」

　3．「吐き気がする。」

　4．「胃がもたれる。」

　5．「歩くとお腹にひびく。」

〔解答・解説〕

　意識状態と神経学的所見から，傷病者の状況を推測させる設問である。呼びかけに開眼するため，意識レベルはJCS10ないし20であろう。左の上下肢を動かすが右上下肢の動きを確認できないことから右半身麻痺を疑う状況である。ドロッピングテストを行えば麻痺が疑われる右側が先に落下するであろう。ドロッピングテストは麻痺の有無を確認する検査法であり，意識障害のある患者などで従命が得られない場合に用いられる。

　左上下肢は麻痺が疑われる状況になく，腱反射は亢進しない。意識レベルは除脳肢位や除皮質肢位をとるレベルでもない。くも膜下出血や髄膜炎を疑う状況ではなく，項部硬直の出現もないであろう。〔テキスト第9版上巻p.410，同p.413/同第10版p.310，同p.326〕　**5**

　腹痛を訴える傷病者の緊急度を適切に評価できるか確認する設問である。「歩くとお腹にひびく」痛みは腹膜刺激症状を示唆し，急性腹膜炎の可能性を考える。緊急度は比較的高い。

　「尿が赤い」は血尿を示唆し，尿管結石，急性膀胱炎，悪性腫瘍などを，「胃もたれ」では逆流性食道炎や胃・十二指腸潰瘍などを疑うが，緊急度は急性腹膜炎を疑う状況に比べれば低い。「下痢をした」「吐き気がする」はさまざまな疾患で生じるが，それ単体では緊急度が高いとはいえない。

　なお，急性腹膜炎は，消化管の穿孔や腹腔内臓器の壊死，腹腔内出血などで生じ，筋性防御（デファンス），反跳痛（ブルンベルグ徴候）などの腹膜刺激症状を呈する。〔テキスト第9版上巻p.424，同p.436，同下巻p.689-693/同第10版p.318，同p.529-533〕　**5**

7 22歳の男性。オートバイ走行中に転倒し、胸部を打撲後に胸痛と呼吸苦とが出現し、その後増悪したため、本人が救急要請した。

　救急隊到着時観察所見：意識清明。呼吸数36/分。脈拍122/分、整。血圧92/60mmHg。体温35.8℃。SpO₂値92％。聴診にて左呼吸音の減弱を認め、触診上左胸部に握雪感を認める。

　この傷病者に認められる症候はどれか。1つ選べ。

　　1．嗄　声
　　2．喘　鳴
　　3．陥没呼吸
　　4．呼気延長
　　5．気管偏位

[解答・解説]
　胸部外傷に伴う症候について尋ねる設問である。胸部の鈍的外傷によって、胸痛、呼吸苦、左側の呼吸音の減弱、同側に握雪感を認める。頻呼吸でSpO₂も低下している。左側の気胸を疑う状況である。呼吸障害のみならず、頻脈に血圧低下を伴い循環状態にも異常をきたしており、緊張性気胸にまで至っている可能性が高い。緊張性気胸では気管が健側へ偏位する。

　喉頭やその周辺の損傷を示す情報はなく、嗄声は生じない。窒息や気管支狭窄を疑う状況ではなく、病的な喘鳴もないであろう。陥没呼吸は上気道狭窄などで生じ、呼気延長は気管支喘息、急性細気管支炎などで生じるが、それらを疑う状況でもない。〔テキスト第9版上巻p.419、同下巻p.987/同第10版p.315、同p.735〕　　　　5

8 20歳代後半の男性。梅雨が明け急激に暑くなった2日前から多飲多尿となっていた。今朝から腹痛に加え、悪心が出現したため、自ら救急車を要請した。

　救急隊到着時観察所見：意識JCS10。呼吸数18/分、深く大きな呼吸で呼気はフルーツのような甘酸っぱい臭いがする。脈拍132/分、整。血圧88/69mmHg。体温36.6℃。モニター心電図は洞性頻脈を認める。腹部膨満、緊張および圧痛を認めない。

　考えられる病態は何か。1つ選べ。

　　1．熱中症
　　2．低血糖
　　3．肝硬変
　　4．急性腹膜炎
　　5．糖尿病ケトアシドーシス

　現病歴や身体所見から傷病者の病態を推定させる設問である。暑くなり、多飲多尿後に意識障害を生じ、呼気に甘酸っぱい臭いがある。清涼飲料水症候群による糖尿病ケトアシドーシスを疑う状況である。深く大きな呼吸はクスマウル大呼吸を示唆し、呼気の甘酸っぱいフルーツ様の臭いはアセトン臭と呼ばれるものである。糖尿病ケトアシドーシスでは、悪心や強い腹痛を訴えることも知られている。

　熱中症、低血糖、肝硬変は意識障害の原因となり、急性腹膜炎は腹痛の原因となるが、いずれもクスマウル大呼吸やアセトン臭は生じない。〔テキスト第9版下巻p.810/同第10版p.611〕

5

9　72歳の男性。乗用車運転中、センターラインをはみ出した対向車と正面衝突したため、目撃者が救急要請した。

　救急隊到着時観察所見：意識 JCS10。呼吸数32/分。脈拍128/分、整。血圧60/40mmHg。皮膚に握雪感なく、呼吸音に左右差を認めない。傷病者の吸気時の写真（別冊 No. 3）を別に示す。

　この傷病者の病態はどれか。1つ選べ。

1．気管損傷
2．鎖骨骨折
3．頸髄損傷
4．心タンポナーデ
5．フレイルチェスト

別　冊
No. 3　写　真

［解答・解説］
　外傷でみられる特徴的な観察所見から病態を推測させる設問である。頻脈と血圧の低下からショック状態といってよい。午後別冊 No. 3の写真では頸静脈の怒張を認める。外傷において、頸静脈の怒張を認めれば緊張性気胸か心タンポナーデをまず考える。緊張性気胸では皮膚の握雪感や呼吸音の左右差を認めるがそれはない。
　気管損傷、鎖骨骨折、頸髄損傷、フレイルチェストでは頸静脈の怒張は生じない。
　なお、本設問での意識障害は、ショックによる脳血流の低下や頭部外傷などの合併が原因であろう。〔テキスト第9版下巻 p. 950、同 p. 955、同 p. 985/同第 10 版 p. 706、同 p. 711、同 p. 734〕
4

10　75歳の男性。釣りをしている最中に岸壁より転落し、友人が
救急要請した。引き上げられた直後に、救急隊が接触した。

　救急隊到着時観察所見：意識 JCS200。呼吸数6/分、脈拍
110/分、不整。血圧86/60mmHg。体温34.6℃。SpO$_2$値測定不
能。聴診上両側に断続性ラ音を認める。

　直ちに行うべき対応はどれか。1つ選べ。

1．保　温
2．背部叩打
3．補助呼吸
4．全身固定
5．静脈路確保

[解答・解説]
　溺水が疑われる傷病者への適
切な対応が問われている。水に
落ち、引き上げられた後に、
JCS200の高度な意識障害を生
じ、徐呼吸と両側肺の断続性ラ
音を認め、血圧低下、体温低下
を伴っている。溺水による低酸
素血症に伴う意識障害と、呼吸
不全、循環不全、低体温が生じ
ていると推測される。このよう
な場合、まずは気道確保と呼吸
管理が優先となる。気道を用手
的に確保し、バッグ・バルブ・
マスクにより呼吸を補助する。
　低体温であり保温は必要であ
るが、呼吸管理の優先順位が高
い。断続性ラ音を認め水を誤嚥
している可能性が高いが、背部
叩打は有効でない。転落時に脊
柱などの外傷の可能性があれば
全身固定も行ってよいが、呼吸
管理より優先度は低い。気道確
保と呼吸管理を行ってもショッ
ク状態が継続すれば静脈路確保
と輸液も検討の対象となるかも
しれないが、まずは呼吸管理が
優先である。〔テキスト第9版下
巻 p. 1088-1091/同第10版 p. 812-
814〕　　　　　　　　　　**3**

D

1 48歳の男性。スポーツジムでトレーニング中に倒れ、呼びかけに反応しないためジムの職員が救急要請した。

救急隊到着時観察所見：意識 JCS30。呼吸数12/分、いびき様呼吸。脈拍92/分、不整。血圧130/80mmHg。SpO₂値95％。左上下肢を動かさない。口腔内分泌物が多いため口腔内吸引を行った。

救急搬送中の適切な体位はどれか。図（別冊 No. 4）から 1 つ選べ。

1. A
2. B
3. C
4. D
5. E

```
┌─────────────────┐
│    別  冊       │
│  No. 4  図      │
└─────────────────┘
```

［解答・解説］
　意識障害傷病者の体位管理を判断する設問。突然の意識障害は脳卒中，てんかん，失神などを疑う。意識状態を含むバイタルサインは「意識障害の重症度・緊急度判断」（平成15年度救急搬送における重症度・緊急度判断作成委員会報告書/テキスト第 9 版上巻 p. 434：図Ⅲ-2-22）で中等症以下の所見である。身体所見の観察では左片麻痺を認める。不整脈があること，血圧が高くないことから，心原性脳塞栓を疑う。心原性脳塞栓は心房細動から発症する場合が多い。出血性梗塞を合併すると病態が著しく悪化する。
　意識障害では回復体位（選択肢 3 ）とする。呼吸または循環に不安がある場合は仰臥位（選択肢 1 ）でよい。傷病者にはいびき様呼吸を認めるが，気道狭窄・閉塞の身体所見（シーソー呼吸や陥没呼吸など）の記載がなく，下顎挙上法やトリプルエアウエイマニューバーなどの気道確保が必要かどうか迷う。脳ヘルニアを疑う場合や，著しい高血圧がある場合は頭部高位（セミファウラー位）を考慮する（選択肢 4 ）。瞳孔不同の有無は確認すべきであるが，傷病者の意識障害が中等症であること，血圧が高くないことから，脳ヘルニアは否定的である。循環血液量減少性ショックではショック体位（選択肢 2 ）を，呼吸困難では起坐位（選択肢 5 ）を選択する。〔第 9 版上巻 p. 516-517：写真Ⅲ-2-101，写真Ⅲ-2-103，同下巻 p. 720，同 p. 758/同第 10 版 p. 395-396：写真Ⅲ-2-84，写真Ⅲ-2-86，同 p. 549，同 p. 576〕

3

2　30歳の救急隊員。集団登校中の小学生に対する刃物による無差別殺傷テロの現場へ出動した。自分の息子と同学年と思われる心肺停止状態の男児に対してCPRを実施し、病院へ搬送した。活動翌日、記憶が途切れている・イライラする・気分が落ち込み意欲が湧かない・食思不振などの症状が出現した。

　この救急隊員の精神症状について正しいのはどれか。**2つ選べ。**

1．ストレス反応である。
2．治療しなければ治癒しない。
3．直ちに精神科医の診察を受けさせる。
4．PTSD〈心的外傷後ストレス障害〉である。
5．誰にでも起こりえる一般的な反応である。

[解答・解説]
　惨事などを体験した心的外傷後のストレス反応は誰にでも起こる（選択肢5）。ストレス反応には，解離症状（記憶が途切れる）や再体験症状，回避症状，覚醒症状（イライラする），自責の念，怒り・不満，意欲の低下，うつ状態（気分が落ち込む，食欲低下），アルコール依存などがある。急性ストレス反応（ASD）は体験後4週間以内に生じ，3日～4週間程度で軽快する。心的外傷後ストレス障害（PTSD）はストレス反応が1カ月以上持続する。救急隊員は体験の翌日にストレス反応を生じているため，ASD（選択肢1）である。

　ストレス反応への対策として，デフュージングやデブリーフィングが行われる。デフュージングは体験直後に行われる部隊ごとのミーティングで，仲間で自由に感情を発散させる。デブリーフィングは気持ちの整理がついたころに行われるグループミーティングで，心理・精神保健の専門家が参加したうえで，ストレスの発散，孤独感の軽減，部隊の絆を深めることを目的に行われる。ASDは適切に対処すれば軽快する場合が多いため，必ずしも治療を必要としない（選択肢2）。ASDが重い場合やPTSDは専門家の治療が必要となる（選択肢3，4）。

〔テキスト第9版上巻p.384-388，同下巻p.921-922/同第10版p.294-297，同p.684〕**1，5**

3　大型バスを含めた車両6台の多重追突事故が高速道路上で発生し、警察からの要請で救急出動した。

　救急隊到着時：先着した救急隊員、警察官により、約30名の傷病者が救出されている。START法（変法）により一次トリアージを行うように指示を受けた。

　最も優先して救急搬送するべき傷病者はどれか。1つ選べ。

1．25歳の女性。歩行できるが、頭痛を訴え、呼吸数32/分、橈骨動脈はよく触れる。

2．45歳の女性。歩行できず、両下肢痛を訴える。呼吸数16/分、橈骨動脈はよく触れ、意識清明である。

3．52歳の男性。歩行できるが、腹痛を訴え、呼吸数36/分、橈骨動脈は触れるが弱い。

4．70歳の男性。意識 JCS300。用手気道確保しても自発呼吸を認めず、頸動脈を触れない。

5．86歳の女性。歩行できず、腰痛を訴え、呼吸数32/分、橈骨動脈は触れるが弱い。

[解答・解説]
　複数の傷病者が発生した事故現場におけるトリアージの設問。START 変法による一次トリアージは，①歩行可能かどうか，②自発呼吸があるかどうか，③呼吸数，④橈骨動脈を触知するかどうか，⑤簡単な指示に従うかどうか，の順に検査する。①傷病者が歩行可能であれば緑と判断する（選択肢 1，3）。①歩行不能な場合は②自発呼吸の有無を確認する。気道確保しても呼吸を認めない場合は黒と判断する（選択肢 4）。①歩行不能であるが②自発呼吸がある場合でも，③呼吸数30/分以上，または 9/分以下は赤と判断する（選択肢 5）。①〜③に問題がない場合でも，④橈骨動脈の拍動を触知しない場合や微弱な場合は赤と判断する。傷病者が①歩行不能でも，②③呼吸数が安定しており，④橈骨動脈の拍動をよく触れて，⑤指示に従う（意識清明である）場合は黄と判断する（選択肢 2）。〔テキスト第 9 版上巻 p.301-302：図 Ⅲ-1-10/同 第 10 版 p.237-238：図Ⅲ-1-10〕　　**5**

4 45歳の男性。足を踏み外して階段を10段転落したため救急要請された。

　救急隊到着時観察所見：意識JCS 1。呼吸数32/分。脈拍38/分、整。血圧80/50mmHg。前額部を打撲し、頸部痛を訴えている。四肢は全く動かせない。

　この傷病者に認められる所見はどれか。1つ選べ。

1．体幹皮膚の冷感
2．上肢の筋線維束性収縮
3．バビンスキー反射陽性
4．吸気時の胸郭拡張の消失
5．心窩部以下に限局した知覚消失

[解答・解説]

　外傷の病態を問う設問。状況評価では高エネルギー(高リスク)受傷機転かどうか判断できない。用手的頸椎保護を行いながら15秒以内で初期評価を行う。準備ができたら速やかに10L/分以上の高濃度酸素投与を行う。傷病者には著明な頻呼吸を認め、橈骨動脈の触知は遅く微弱なので、生理学的異常からロードアンドゴーを宣言する。傷病者には前額部の打撲があり、頸部痛を訴えて四肢を動かさないので頸髄損傷を疑う。徐脈(32/分)および低血圧(80/50mmHg)は神経原性ショックの所見である。頸椎カラーを装着して全身固定を行い、車内収容して搬送を開始する。

　頸髄損傷では交感神経が障害される。血管が拡張して血圧が低下する。このため、傷病者の四肢・体幹は乾燥して温かい(選択肢1)。心臓交感神経が障害されて徐脈を生じる。一方、急性期の中枢性麻痺(錐体路障害)は、痙性麻痺ではなく弛緩性麻痺を生じる(脊髄ショック)。筋線維束性収縮や病的反射(バビンスキー反射)はまだ起こらない(選択肢2、3)。肋間筋を含む呼吸補助筋が麻痺するため腹式呼吸を生じる(選択肢4)。損傷部位以下の知覚はすべて消失する(選択肢5)。
〔テキスト第9版上巻p.412：表Ⅲ-2-9、同下巻p.614、同p.656：表Ⅲ-4-18、同p.981/同第10版p.322-323：表Ⅲ-2-13、同p.469、同p.503：表Ⅲ-4-16、同p.730〕　**4**

5　75歳の男性。30分前から締め付けられるような腹痛と強い悪心とがあり、救急要請した。2年前に大腸癌の手術をうけている。

救急隊到着時観察所見：意識清明。呼吸数28/分、脈拍110/分、整。血圧180/90mmHg。SpO_2値93％。疼痛の程度は、最大を10とすると4である。腹部は軽度膨隆し、有響性金属性グル音を聴取する。嘔吐を一度認める。「総務省消防庁：緊急度判定プロトコル ver1.1」にもとづき、この傷病者の緊急度を赤と判断した。

その根拠はどれか。1つ選べ。

1．呼吸数
2．血　圧
3．嘔　吐
4．疼痛の程度
5．金属性グル音

[解答・解説]
　「緊急度判定プロトコル ver1.1」による評価は、①感染管理、②重症感、③主訴、④第1捕捉因子（バイタルサインを含む生理学的異常）、⑤第2捕捉因子（主訴および症候に特有な身体所見の異常）、⑥緊急度判定の順に行う。類型判定は、赤1（緊急性がきわめて高い）、赤2（緊急性が高い）、黄（早期受診）、緑（受診）、白（受診不要）の4種類（5段階）に分類する。このうち、赤1は②および④から、赤2は⑤から判断する。傷病者に重症感がなく、緊急度・重症度判断の基準で重症以上と判断するバイタルサインの異常を認めないため、赤1に該当する生理学的異常はない。一方、腹部所見では機械的イレウス（腸閉塞）を疑う有響性金属性グル音（赤2）を聴取する（選択肢5）。呼吸数30/分以上であれば④赤1（選択肢1）、収縮期血圧200mmHg以上は④赤1（選択肢2）、頻回の嘔吐があれば⑤赤2（選択肢3）、疼痛スコア8以上は⑤赤2（選択肢4）に該当する。〔テキスト第9版上巻 p.424、同 p.430-436：表Ⅲ-2-15、表Ⅲ-2-16、同下巻 p.690：表Ⅲ-4-37、同 p.782：表Ⅲ-5-18/同第10版 p.318、同 p.328-331：表Ⅲ-2-16、同 p.530：表Ⅲ-4-34、同 p.592：表Ⅲ-5-12〕　　　　5

6　20歳の男性。8月にバスケットボールの部活動中、気分不快を訴えて動けなくなった。直ちに水分を補給したが、その数分後には意識障害が出現したため部活動の顧問が救急要請した。

救急隊到着時観察所見：意識 JCS10。呼吸数24/分、脈拍148/分、整。血圧88/60mmHg。体温38.8℃。SpO₂値98％。

この傷病者に対する適切な対応はどれか。**2つ選べ。**

1．体表冷却
2．高濃度酸素投与
3．ショック輸液の指示要請
4．セミファウラー体位での搬送
5．脳神経外科専門医療機関の選定

7 60歳の女性。突然の胸痛のため救急要請した。

　救急隊到着時観察所見：意識清明。呼吸数12/分、脈拍76/分。血圧120/76mmHg。体温36.4℃。SpO₂値99％。虚血性心疾患を疑い、心電図モニターを装着した。心電図モニター波形（別冊 No. 5）を別に示す。

　この心電図でみられる基線の異常の原因として疑われるのはどれか。1つ選べ。

1．心房細動
2．呼吸性動揺
3．筋電図混入
4．体動による影響
5．高周波ノイズ混入

```
┌─────────────────────┐
│       別　冊        │
│      No. 5         │
│  心電図モニター波形  │
└─────────────────────┘
```

8 60歳の男性。大量に吐血したため、家族が救急要請した。

　救急隊到着時観察所見：意識 JCS 2。呼吸数28/分。脈拍112/分、整。両橈骨動脈拍動を触知するが微弱で、全身に冷汗を認める。救急車内収容後、自動血圧計マンシェットを薄手衣類の上から右上腕に巻き、走行中に血圧測定を試みるが測定値が表示されない。

　この傷病者の血圧を速やかに評価する適切な対応はどれか。1つ選べ。

1．触診法を併用する。
2．左上腕で測定する。
3．薄手衣類を脱衣し測定する。
4．連続測定モードで測定をくり返す。
5．救急車を停車させ聴診法で測定する。

[解答・解説]

　循環血液量減少性ショックを疑う傷病者の血圧測定方法を問う設問。オシロメトリック式自動血圧計は動脈の振動を感知して血圧を測定しているため、傷病者に震えや痙攣、体動がある場合や、車の振動が大きい場合は血圧を測定できないことがある。マイクロホン型自動血圧計は動脈の乱流を音で感知しているため、車内の騒音が大きい場合は血圧を測定できないことがある。測定方法が同じ場合、連続測定しても（選択肢4）、マンシェットを反対側に巻き直しても（選択肢2）、血圧は測定できないので、触診法に変更する（選択肢1）。ただし、自動血圧計は加圧・減圧のタイミングが一定せず、突然再加圧したり急激に減圧したりするため、可能であればアネロイド型血圧計を巻いて、手動で加圧・減圧しながら触診法を行ったほうが測定しやすい。傷病者は重症以上のため、停車はできるだけ避ける（選択肢5）。薄手の衣類は血圧測定に影響しない（選択肢3）。
〔テキスト第9版上巻 p.442-443／同第10版 p.335-336〕　**1**

9 75歳の男性。ステーキレストランで食事中に、突然苦悶様の表情を浮かべたため、店員が救急要請した。

　救急隊到着時観察所見：意識 JCS300。自発呼吸なし。頸動脈は触知可能である。救急隊到着時、床に倒れていたが、店員の話では救急隊到着直前まで苦しそうにもがいていたという。

　直ちに行うべき処置として適切なのはどれか。1つ選べ。

1．胸骨圧迫
2．背部叩打法
3．胸部突き上げ法
4．腹部突き上げ法
5．器材による異物除去

[解答・解説]

　上気道異物（窒息）の処置を問う設問。傷病者の意識があり，気道の完全閉塞と判断した場合は，背部叩打法（選択肢2），あるいは腹部突き上げ法・胸部突き上げ法を行う（選択肢3，4）。傷病者の意識があり，気道の不完全閉塞と判断した場合は，まず高濃度酸素投与を行う。SpO_2 値が維持できる場合は，安静を維持してそのまま搬送する。SpO_2 値が著しく低い場合や，低下傾向にある場合は，背部叩打法，あるいは腹部突き上げ法，胸部突き上げ法を行う。処置中に傷病者が意識を失った場合は，直ちに仰臥位にして胸骨圧迫を開始する（選択肢1）。この胸骨圧迫は気道異物除去を期待して行うもので，胸部突き上げ法と目的は同じである。心肺停止による適応ではないので，頸動脈の触知は不要である。速やかに喉頭展開して気道異物を視認する。異物を視認できる場合は，マギール鉗子あるいは吸引で異物を除去する（選択肢5）。〔テキスト第9版上巻 p.460-461，同下巻 p.1083-1085／同第10版 p.348-350，同 p.808-810〕 **1**

10　65歳の男性。呼びかけに反応がないため家族が救急要請した。

救急隊到着時観察所見：心肺機能停止状態である。前頸部の皮膚に直径約2cmの孔が開いていた。喉頭全摘術後の永久気管瘻を造設しているとのことであった。

現場に持ち込んだ資器材の写真（別冊 No. 6）を別に示す。この傷病者に行う処置で**必要でない**のはどれか。1つ選べ。

1．A
2．B
3．C
4．D
5．E

```
別　冊
No. 6　写　真
```

11　32歳の女性。下腹部痛のため自ら救急要請した。

救急隊到着時観察所見：意識清明。呼吸数24/分。脈拍92/分、整。血圧128/70mmHg。SpO$_2$値99％。下腹部の膨隆を認める。車内収容後まもなく児を娩出し、児は元気に啼泣し、顔色良好である。

児に対して、羊水を拭き取った後、次に行うべき処置はどれか。1つ選べ。

1．毛布で覆う。
2．タオルで覆う。
3．アルミシートで覆う。
4．タオルで覆い、さらにアルミシートで覆う。
5．アルミシートで覆い、さらにタオルで覆う。

12　70歳の男性。脳梗塞後遺症のため経鼻栄養チューブを用いて在宅療法中である。前日に嘔吐して以来、痰の喀出が増えていた。経鼻栄養を投与中に呼吸苦が出現したため家族が救急要請した。

　救急隊到着時観察所見：意識清明。呼吸数30/分、脈拍92/分。血圧152/102mmHg。SpO$_2$値90％。鼻部に固定された経鼻栄養チューブが約5cm抜けて出てきている。

　この傷病者に対する対応で適切なのはどれか。**2つ選べ**。

　1．かかりつけ医に相談する。

　2．投与中の経鼻栄養を中止する。

　3．経鼻栄養チューブを慎重に抜去する。

　4．経鼻栄養チューブを通常の位置まで押し込む。

　5．介護支援専門員〈ケアマネージャー〉に相談する。

[解答・解説]

　経鼻栄養チューブ(経鼻胃管)による在宅療法中に生じた誤嚥の処置を問う設問。さらなる誤嚥を防ぐために，経鼻胃管をクランプ（閉鎖）する（選択肢2）。約5cm抜けているのでチューブ先端は下部食道へ抜けていると考えられるが，下部食道に食道静脈瘤がある場合や，気管へ迷入している場合があるので，チューブは押し込まない（選択肢4）。チューブが食道や胃の粘膜と癒着していることもあるため，抜去しない（選択肢3）。まず，かかりつけ医に連絡して対応が可能かどうか尋ねる（選択肢1，5）。〔テキスト第9版上巻 p.564-565/同第10版 p.431-433〕　　**1，2**

13 平日午後、○○ビル前で爆発が発生した。周辺ビルの窓ガラスは割れ、多数の傷病者が発生している。110番、119番通報が多数あり。救急隊として現場到着し、現場指揮本部で、「陸上駐車中の乗用車が爆発したもよう。警察によるとテロの可能性が高いとのこと。ビル倒壊の危険は無い。ガラス片や金属片などが散乱している。傷病者は数十名、重症少なくとも6名、中等症約20名程度である。外傷を負っていない被害者で不自然な症状を呈する者はいない。」との情報を得た。指揮本部長より救護所での活動を下命された。

活動に当たって適切な個人防護具はどれか。写真（別冊No. 7）から1つ選べ。

1．A
2．B
3．C
4．D
5．E

```
   別　冊
No. 7 写　真
```

[解答・解説]
CBRNE 災害のうち、爆発物（explosive：E）のゾーニングと防護レベルを問う設問。爆発が起こった乗用車周辺を①ホットゾーン（汚染区域）に設定する。ホットゾーンの外周に②ウォームゾーン（除染区域）を設定する。ウォームゾーンは安全な区域であるが、除染および一次トリアージの際に汚染される可能性がある。ウォームゾーンの外周に③コールドゾーン（安全区域）を設定する。コールドゾーンは汚染がない安全な区域である。ここに二次トリアージポストおよび救護所、現場指揮本部を設置する。汚染物質が不明な場合は、①にはレベルA防護服（選択肢1）、②にはレベルB防護服、③にはレベルCまたはD防護服（選択肢3, 4, 5）が必要となる。設問では傷病者に不自然な症状はないため、化学汚染（C）はないのであろう。一方、生物汚染（B）はなお考慮すべきなので①②にはレベルC防護服が必要であるが、③の救護所はレベルD防護服（選択肢4, 5）でよい。ガラス片や金属片が散乱していること、噴煙や粉塵が残っている可能性が高いので、防塵マスクおよびゴーグルを装着する（選択肢4）。防火衣と面体は火災で使用する（選択肢2）。〔テキスト第9版上巻 p.310-311：表Ⅲ-1-8, 同下巻 p.1111-1112：表Ⅲ-7-23/同第10版 p.243-244：表Ⅲ-1-7, 同 p.829-830：表Ⅲ-7-23〕

4

14　20歳の女性。10日前から発熱、関節痛および下痢があったが様子をみていた。

　1日前から胸内苦悶と呼吸困難とがあり徐々に増悪するため救急要請した。

　救急隊到着時観察所見：意識清明。呼吸数42/分、脈拍78/分、整。収縮期血圧58mmHg（触診）。体温37.8℃。SpO₂値78％。胸部に断続性ラ音を聴取する。皮膚冷感とチアノーゼとを認める。心電図モニター波形（別冊 No. 8）を別に示す。

　この傷病者で認められる病態はどれか。1つ選べ。

1．右心房圧低下
2．心収縮力低下
3．循環血液量減少
4．全身血管抵抗低下
5．左心室拡張末期容量低下

```
┌─────────────────┐
│     別　冊      │
│     No. 8      │
│  心電図モニター波形  │
└─────────────────┘
```

[解答・解説]

　感染を契機に発症した呼吸困難および胸部苦悶感の病態を問う設問。初期評価のうち，呼吸数およびSpO₂値は「呼吸困難の重症度・緊急度判断」で重症以上の所見である。直ちにリザーバ付き酸素マスクで高濃度酸素投与を行う。ショック徴候（皮膚冷感およびチアノーゼ）を認め，橈骨動脈の拍動を触知できず，触診法による収縮期血圧は58mmHgと著しく低いため，重篤なショックも合併している。聴診で断続性ラ音（湿性ラ音）を聴取すること，心電図で完全房室ブロックを認めることから，心原性ショック（左心不全）と判断する。傷病者は急性心筋炎を発症した可能性が高い。左心不全では左心の駆出量が減少するため（選択肢2），後負荷（全身血管抵抗）が増大して血圧を維持する（選択肢4）。左心室拡張末期容量が上昇する（選択肢5）ほか，左房・肺循環のうっ血から湿性ラ音を生じる。左心不全が重篤であること，発症から1日経過していることから，おそらく右心不全も合併して両心不全を生じている。頸静脈怒張（選択肢3）および右房圧上昇（選択肢1）もあるであろう。〔テキスト第9版上巻 p.435：図Ⅲ-2-23，同下巻 p.601-602，同 p.606：表Ⅲ-3-14，同 p.756/同 第 10 版 p.460-461，同 p.572〕　　**2**

15　67歳の男性。突然卒倒し、自発開眼しているが意思疎通がとれなくなったため家族が救急要請した。家族から「健康診断で不整脈を指摘されていたが受診していない。」との情報を聴取した。

救急隊到着時観察所見：意識 JCS 3。呼吸数16/分、脈拍118/分、不整。血圧102/66mmHg。SpO$_2$値95％。顔面にゆがみがあり右口角が下がって唾液が垂れている。右上肢の挙上もできない。開眼しているが不明瞭な言葉しか出ない。嘔吐・失禁はなく、舌根沈下は認めない。心電図モニター波形（別冊 No. 9）を別に示す。

搬送先選定の際に考慮すべき最も重要な治療法はどれか。1つ選べ。

　1．開頭術
　2．除細動
　3．血栓溶解療法
　4．ペースメーカー植え込み
　5．緊急 PCI〈経皮的冠インターベンション〉

```
別　冊
No. 9
心電図モニター波形
```

［解答・解説］
　高齢者の突然の意識障害では、脳卒中、てんかん、失神などを念頭に置く。未治療の不整脈があるため、心原性脳塞栓や心原性失神（心血管性失神）の可能性も考慮する。初期評価では、「意識障害の重症度・緊急度判断」で重症以上と判断すべき生理学的異常はない。身体所見の観察では、右顔面麻痺と右上下肢麻痺（右片麻痺）を認める。心電図で心房細動があること、血圧が高くないことから、心原性脳塞栓を疑う。心原性脳塞栓は心房細動から発症する場合が多い。発症時間を確認したうえで、既往・通院歴などを情報収集した後、血栓溶解療法（t-PA療法）が可能な医療機関へ搬送する（選択肢3）。出血性梗塞を合併した場合は、開頭血腫除去が行われる場合もある（選択肢1）。洞不全症候群や完全房室ブロックではペースメーカー植込みが行われる場合がある（選択肢4）。心室細動や心室頻拍は除細動の適応となる（選択肢2）。急性冠症候群では PCI が行われる（選択肢5）。〔テキスト第9版上巻 p. 434：図Ⅲ-2-22、同下巻 p. 638：表Ⅲ-4-7、同 p. 657：表Ⅱ-4-19、同 p. 720、同 p. 758/同第10版 p. 490：表Ⅲ-4-6、同 p. 505：表Ⅲ-4-17、同 p. 549、同 p. 573-574〕**3**

16 35歳の男性。気管支喘息で数年来治療を受けている。今朝、強い喘息発作があり意識消失を来したため家族が救急要請した。

　救急隊到着時観察所見：意識 JCS300。顔面蒼白で口唇にチアノーゼを認め頸動脈で拍動は触知しない。自発呼吸は認めない。直ちに胸骨圧迫とマスク換気とを開始した。頭部後屈顎先挙上を確実に行っても吸気に抵抗があり、胸郭はわずかに上がる程度である。

　この状況で換気改善に最適な気道確保デバイスはどれか。1つ選べ。

　　1．アイジェル
　　2．経鼻エアウエイ
　　3．コンビチューブ
　　4．気管内チューブ
　　5．ラリンゲアルマスク

[解答・解説]
　重篤な喘息発作から心肺停止となった傷病者の処置を問う設問。傷病者は高度な気道狭窄・閉塞から呼吸停止が先行して心肺停止に至った可能性が高い。再気道確保でも気道抵抗が高いため、アイジェル（選択肢1）やラリンゲアルマスク（選択肢5）などの声門上デバイスや、コンビチューブ（選択肢3）などの食道閉鎖式デバイスでは十分な換気を維持できない。気管挿管を選択する（選択肢4）。舌根沈下による上気道閉塞ではないので経鼻エアウエイの適応はない（選択肢2）。ただし、設問では「吸気」に抵抗があると記載されており、気管狭窄・閉塞による換気困難なのか、舌根沈下による上気道閉塞なのか区別が困難である。〔テキスト第9版下巻 p.734-735／同第10版 p.561-562〕
4

17 54歳の男性。糖尿病性腎症の既往があり、血液透析が導入されていた。本日透析クリニックで血液透析が4時間実施され、そこからの帰宅途上突然倒れたため通行人が救急要請した。

　救急隊到着時観察所見：意識 JCS300。呼吸なし。脈なし。心電図モニター波形（別冊 No.10）を別に示す。

　この傷病者の心肺停止の原因として最も考えられるのはどれか。1つ選べ。

　　1．尿毒症
　　2．急性心筋梗塞
　　3．高カリウム血症
　　4．うっ血性心不全
　　5．ブルガダ症候群

```
別　冊
No. 10
心電図モニター波形
```

　慢性腎不全で透析を受けている傷病者に生じた心肺停止の病態を問う設問。傷病者は透析直後であるため、代謝性アシドーシス（選択肢1）や高カリウム血症（選択肢3）、水分過剰（選択肢4）はいずれも補正（治療）されている。ブルガダ症候群（選択肢5）は、透析で週2、3回通院している間に診断・治療されている可能性が高く、心電図波形も異なる。透析直後の相対的な脱水から急性冠症候群を発症したと考えるのが妥当であろう（選択肢2）。なお、提示されている無脈性電気活動（PEA）の心電図波形は、P波がなく QRS の幅が広いため、心室性不整脈である。ST-T が上昇しているようにみえるが、心室性不整脈の ST-T 変化は参考にならないことが多い。〔テキスト第9版下巻 p.757、同 p.772-773、同 p.794／同第10版 p.573、同 p.579-580、同 p.600〕
2

18 52歳の男性。排便後トイレから出てきたとき、涎<ruby>涎<rt>よだれ</rt></ruby>が出て呂律が回らないのを家族が発見したため救急要請した。

　救急隊到着時観察所見：意識 JCS 3。呼吸数20/分、脈拍80/分、整。血圧158/90mmHg。SpO$_2$値98％。左上下肢は動かさない。医療機関に搬送途上、突然嘔吐し、その後、呼吸の際にゴロゴロという音が聞こえる。

　急変時観察所見：意識 JCS100。呼吸数28/分。脈拍92/分、整。血圧172/92mmHg。SpO$_2$値90％。

　まず行うことはどれか。1つ選べ。

1．血糖測定
2．補助換気
3．頭部高位
4．口腔内吸引
5．瞳孔所見の観察

[解答・解説]
　突然の構語障害は脳卒中を疑う。出血性脳卒中は日中活動中の発症が多い。初期評価では、「意識障害の重症度・緊急度判断」で重症以上と判断すべき生理学的異常はない。身体所見の観察では、左上下肢麻痺（左片麻痺）を認めるため、傷病者は脳卒中を発症した可能性が高い。発症時間を確認したうえで、既往・通院歴などを情報収集した後、医療機関への搬送を開始する。

　搬送中、嘔吐とともに意識状態が悪化した。脳出血が増悪して脳ヘルニアを発症した可能性が高い。吐物による喘鳴を認め、誤嚥のため SpO$_2$値が低下している。まず、気道確保を行って口腔内を愛護的に吸引する（選択肢4）。リザーバ付き酸素マスクで高濃度酸素投与を行うか、場合によっては補助換気も考慮する（選択肢2）。状況が落ち着いたら瞳孔不同の有無を確認して脳ヘルニアの評価を行う（選択肢5）。脳ヘルニアを疑う場合や、著しい高血圧がある場合は頭部高位（セミファウラー位）を考慮する（選択肢3）。しかし、呼吸または循環に不安がある場合は仰臥位でよい。突然発症のため、糖尿病による意識障害の可能性は低い（選択肢1）。〔テキスト第9版上巻 p.434：図Ⅲ-2-22、同下巻 p.620-622、同 p.623：図Ⅲ-3-11、同 p.657：表Ⅲ-4-19、同 p.716-718/同第10版 p.473-475：図Ⅲ-3-8、同 p.505：表Ⅲ-4-17、同 p.552-554〕　**4**

19　46歳の女性。突然、頭痛が起こったため救急要請した。

　救急隊到着時観察所見：意識清明。呼吸数18/分。脈拍80/分、整。血圧156/94mmHg。SpO$_2$値98％。四肢の運動麻痺はない。右瞼（まぶた）が閉じかかっているため、瞼（まぶた）を上げたときの眼の所見（別冊 No.11）を別に示す。「ものが二重に見える。」と訴える。

　搬送先医療機関に必要な診療科はどれか。1つ選べ。

　1．眼　　科
　2．形成外科
　3．耳鼻咽喉科
　4．脳神経内科
　5．脳神経外科

```
┌─────────────────┐
│                 │
│     別　冊       │
│                 │
│   No. 11　図     │
│                 │
└─────────────────┘
```

［解答・解説］

　頭痛の病態を問う設問。女性に突然生じる頭痛の原因として、くも膜下出血や片頭痛を念頭に置く。初期評価では、「重症度・緊急度判断」で重症以上と判断すべき生理学的異常はない。身体所見の観察では、四肢の麻痺はないが、右動眼神経麻痺（眼瞼下垂、散瞳、外側下方への偏視）を認める。傷病者は複視を訴える。動眼神経は脳底動脈と後交通動脈の分枝部近傍を通るため、この部位にある脳動脈瘤の切迫破裂では片側の動眼神経麻痺を生じることがある。頭痛の性状と程度を知りたいが、頭痛に局所神経症状を伴うため、脳外科手術が可能な医療機関へ搬送する（選択肢5）。ただし、脳底動脈-後大脳動脈分枝部の脳動脈瘤は手術困難な場合が多いため、コイル塞栓術など内科的塞栓術を選択することもある（選択肢2）。眼科（選択肢1）、形成外科（選択肢2）、耳鼻咽喉科（選択肢3）はいずれも、くも膜下出血の治療はできない。〔テキスト第9版下巻 p.642：表Ⅲ-4-8、表Ⅲ-4-9、同 p.647：表Ⅲ-4-13、同 p.714-715/同第10版 p.493：表Ⅲ-4-7、表Ⅲ-4-8、同 p.496：表Ⅲ-4-12、同 p.550-552〕

5

20　66歳の男性。左手足に力が入らず、動けないので救急要請した。

　救急隊到着時観察所見：意識清明。呼吸数20/分。脈拍92/分、不整。血圧162/96mmHg。SpO₂値98％。

　情報の伝達の遅延が治療に大きく影響を与える項目はどれか。1つ選べ。

　1．服用薬
　2．手術歴
　3．発症時刻
　4．アレルギー歴
　5．最後の食事時刻

21　7歳の男児。数時間前から喉の激しい痛みと嚥下時の痛みとを訴えたため母親が救急要請した。

　救急隊到着時観察所見：意識 JCS 1。呼吸数36/分。脈拍104/分。血圧110/80mmHg。体温40.0℃。SpO₂値94％。起坐位で息を吸うときにゼーゼーという音がし、涎（よだれ）を流している。

　まず行うべき処置はどれか。1つ選べ。

1．仰臥位にする。
2．気道の確保を行う。
3．口腔内吸引を行う。
4．高濃度酸素投与を行う。
5．舌圧子で咽頭を観察する。

[解答・解説]

　小児の咽頭痛と嚥下痛を伴う呼吸困難はクループ症候群あるいは急性喉頭蓋炎を疑う。初期評価のうち，呼吸数は「呼吸困難の重症度・緊急度判断」で重症以上の所見である。直ちにリザーバ付き酸素マスクで高濃度酸素投与を行う（選択肢4）。身体所見の観察では，吸気時喘鳴と流涎を認める。高熱もあることから，急性喉頭蓋炎の可能性が高い。起坐位や半坐位（ファウラー位）など，呼吸が楽な体位で搬送する（選択肢1）。強制的に気道確保を行ったり（選択肢2），舌圧子を使用して口腔内を観察したり（選択肢5），無理に吸引を行う（選択肢3）と，嫌がって呼吸が窮迫し，急激に意識を失ったり呼吸停止を生じる危険がある。意識および呼吸状態を注意深く観察しながら，穏やかに，愛護的に接する。〔テキスト第9版上巻 p.435：図Ⅲ-2-23，同下巻 p.871-872：表Ⅲ-5-50/同第10版 p.651-652：表Ⅲ-5-39〕　**4**

22　38歳の男性。数日前から空腹時の心窩部痛があった。朝食前に増強し、トイレに行こうと立ち上がった直後に倒れ、意識を失ったため妻が救急要請した。

　　救急隊到着時観察所見：意識清明。呼吸数24/分。脈拍112/分、整。血圧90/62mmHg。SpO$_2$値97％。冷汗あり、顔面蒼白。仰臥位で頸静脈は目視できない。呼吸音に異常を認めない。

　　この傷病者の失神の原因病態はどれか。1つ選べ。

　　1．急性心筋梗塞
　　2．肺血栓塞栓症
　　3．洞不全症候群
　　4．上部消化管出血
　　5．血管迷走神経反射

[解答・解説]

　突然の意識障害では、脳卒中、てんかん、失神などを念頭に置く。空腹時の心窩部痛は十二指腸潰瘍を考慮する。初期評価のうち、ショック症候（冷汗、顔面蒼白）は「意識障害の重症度・緊急度判断」で重症以上の所見である。直ちにリザーバ付き酸素マスクで高濃度酸素投与を行う。身体所見の観察では、頸静脈怒張はなく、呼吸音に異常を認めないため、循環血液量減少性ショックと判断する。傷病者には十二指腸潰瘍からの出血による循環血液量減少があり、起立性低血圧による失神を生じた可能性が高い（選択肢4）。傷病者には心肺停止前の静脈路確保および輸液の適応がある。可能ならショック体位とする。急性心筋梗塞（選択肢1）は心原性ショックを、肺血栓塞栓症（選択肢2）は心外閉塞・拘束性ショックを、洞不全症候群（選択肢3）は高度徐脈あるいは不整脈を伴う心原性ショックを生じる。血管迷走神経反射（選択肢5）は強い緊張を強いる状況で発症する。〔テキスト第9版上巻p.434：表Ⅲ-2-22、同下巻p.606：表Ⅲ-3-13、表Ⅲ-3-14、同p.676：表Ⅲ-4-32、同p.780/同第10版p.464：表Ⅲ-3-5、同p.520：表Ⅲ-4-29、同p.591〕　**4**

23　25歳の女性。2時間前に突然動悸が出現し軽快しないため救急要請した。

　救急隊到着時観察所見：意識清明。呼吸数16/分。脈拍152/分、整。血圧138/78mmHg。SpO₂値98％。呼吸音に左右差なく異常を認めない。心電図モニター波形（別冊 No. 12）を別に示す。

　考えられる病態はどれか。1つ選べ。

1．期外収縮
2．心室頻拍
3．心房細動
4．洞性頻脈
5．発作性上室頻拍

```
┌─────────────────────┐
│      別　冊         │
│     No. 12          │
│  心電図モニター波形  │
└─────────────────────┘
```

[解答・解説]
　動悸の病態を問う設問。動悸では，不整脈や心因性，薬剤などを念頭に置く。心電図は心拍数150/分，QRS の幅が狭いので上室性（選択肢1，2），P 波が確認できないので洞性頻脈ではない（選択肢4）。R-R 間隔が一定なので心房細動ではない（選択肢3）。発作性上室頻拍（PSVT）は QRS の幅が狭い150〜250/分の頻拍で，P 波を認めない場合が多い（選択肢5）。頻拍発作を突然生じて，正常な洞調律に突然復帰する。WPW 症候群などが原因となる。息こらえや，いきみなどのバルサルバ手技，冷水刺激などで回復する場合もある。以前は眼球圧迫や頸動脈マッサージが行われたが，網膜剥離や脳卒中，高度徐脈が報告されたため，現在は推奨されない。〔テキスト第9版下巻 p. 685-686：図Ⅲ-4-5，図Ⅲ-4-6，同 p. 768-769：図Ⅲ-5-13/同第10版 p. 526-527：図Ⅲ-4-5，同 p. 576：図Ⅲ-5-11〕　　　　5

24 60歳の女性。数日前から食後の腹部違和感を認めていた。本日、友人達と外食し帰宅したところ腹痛と悪寒とが出現したため救急要請した。

救急隊到着時観察所見：意識清明。呼吸数24/分。脈拍112/分、整。血圧120/64mmHg。体温38.2℃。SpO$_2$値99％。顔貌は苦悶様で右上腹部に持続する痛みを訴えている。眼球結膜が黄染している。

この病態で認められる所見はどれか。1つ選べ。

1．吐　血
2．タール便
3．腹壁静脈怒張
4．右肩付近への放散痛
5．マックバーネー点の圧痛

[解答・解説]

悪寒・戦慄を伴う高熱，右上腹部痛，黄疸をシャルコーの三徴という。傷病者は急性胆嚢炎を発症した可能性が高い。急性胆嚢炎には急性胆管炎も合併することが多いため，マーフィー徴候および右肩への関連痛（選択肢4）も生じる。悪心・嘔吐を伴うことが多いが，吐血はまれである（選択肢1）。シャルコーの三徴に意識障害とショックを加えたレイノルズ五徴は，これまで敗血症性ショックを伴う重症胆嚢炎の症候とされてきたが，予後とはほとんど関連しないことがわかったため，現在はまったく使用されない。消化管出血ではタール便を生じる（選択肢2）。肝硬変では腹壁静脈の怒張を生じる（選択肢3）。急性虫垂炎ではマックバーネーの圧痛点に圧痛を生じる（選択肢5）。〔テキスト第9版下巻 p.690：表Ⅲ-4-38，同 p.787/同第10版 p.530：表Ⅲ-4-35，同 p.596〕　　　**4**

25 68歳の男性。作業中に四肢のしびれを訴えて横になり、その後呼びかけに反応しなくなったため同僚が救急要請した。

　救急隊到着時観察所見：痛み刺激に対して開眼せず、顔をしかめるが四肢は左右ともわずかに動くのみである。呼吸数24/分。脈拍100/分、整。血圧194/102mmHg。体温37.3℃。SpO₂値97%。

　この傷病者でみられる可能性の高い眼球の観察所見はどれか。別に示す眼球観察所見（別冊 No.13）から1つ選べ。

1．A
2．B
3．C
4．D
5．E

```
別　冊
No. 13　図
```

[解答・解説]
　突然の意識障害では，脳卒中，てんかん，失神などを念頭に置く。四肢のしびれがあることから，四肢麻痺の可能性を考慮する。初期評価では，「意識障害の重症度・緊急度判断」で重症以上と判断すべき生理学的異常はない。身体所見の観察では，不全四肢麻痺を認める。四肢麻痺があること，血圧が比較的高いことから，傷病者は脳幹出血，あるいは中心性ヘルニアを生じた可能性が高い。呼吸状態を継続的に観察する。可能な場合は頭部高位（セミファウラー位）とする。橋出血や中心性ヘルニアでは縮瞳を生じる（選択肢4）。テント上の脳出血では病巣をにらむ共同偏視を，脳幹片側の脳出血では病巣から逃げる共同偏視を生じる（選択肢1）。視床出血では内下方の共同偏視を生じる（選択肢2）。鉤回ヘルニアでは瞳孔不同を生じる（選択肢3）。片側の動眼神経＋滑車神経麻痺では患側が外側に偏位する（選択肢5）。〔テキスト第9版上巻 p.418，p.434：図Ⅲ-2-22，同下巻 p.623：図Ⅲ-3-11，同 p.656-657：表Ⅲ-4-18，同 p.716-718：表Ⅲ-5-3／同第10版 p.314，同 p.475：図Ⅲ-3-8，同 p.503-505：表Ⅲ-4-16，同 p.552-553：表Ⅲ-5-2〕　　　　**4**

26　80歳の男性。昨晩飲酒後に就寝したが、下腹部痛が徐々に増強するため救急要請した。

　救急隊到着時観察所見：意識清明。呼吸数14/分。脈拍96/分、整。血圧180/110mmHg。SpO$_2$値98％。下腹部に腫瘤を触知する。前立腺肥大の既往がある。腹部の写真（別冊 No. 14）を別に示す。

　この病態に特徴的な症候はどれか。1つ選べ。

1．尿意がない。
2．便秘をしている。
3．就寝後排尿がない。
4．腫瘤に拍動を触れる。
5．上腹部に反跳痛がある。

```
別　冊
No. 14　写　真
```

[解答・解説]
　高齢男性に生じた下腹部の痛みと腫瘤，随伴する症候が問われている。午後別冊 No.14の写真は，恥骨上から臍下にかけて正中に径10cm 程度の隆起が確認できる。高齢の男性のこの位置に，徐々に増大する痛みと下腹部腫瘤を認めた場合，尿閉，排尿停止による膀胱の過拡張を考える。尿閉は前立腺肥大が原因になることが多く，アルコール摂取などがきっかけとなる。下腹部の痛みや張りを訴え，緊満した膀胱を触れる。
　膀胱の拡張により尿意が出現する。尿閉は便秘とは直接関連しない。腹部大動脈瘤では拍動を触れるが，膀胱の拡張では拍動はない。腹膜刺激症状などは生じず，反跳痛などもない。〔テキスト第9版下巻 p.790，同 p.892/同第10版 p.598，同 p.602〕

3

27　56歳の男性。森林伐採作業中に下肢が倒木の下敷きになり、同僚が救急要請した。救急隊到着までに 1 時間を要したが、同僚により10分前に救出されていた。

救急隊到着時観察所見：意識清明。呼吸数36/分。脈拍116/分、整。血圧108/78mmHg。SpO_2値96％。右大腿に圧挫痕を認める。救急車内収容後の心電図モニター波形（別冊 No. 15）を別に示す。

この傷病者にまず行うべき処置はどれか。 1 つ選べ。

1．患部の冷却
2．頸椎カラーの装着
3．右下肢の牽引固定
4．除細動パッドの装着
5．ショックパンツの装着

別　冊

No. 15

心電図モニター波形

［解答・解説］

　重量物の下敷きになった傷病者への適切な対応が問われている。右下肢が 1 時間程度，倒木の下敷きになっている。四肢が重量物による圧迫を受けたり，窮屈な肢位を強いられたりした状態が長時間にわたった場合には，クラッシュ（圧挫）症候群の発生に留意する。クラッシュ症候群は，横紋筋の融解やこれに伴う高カリウム血症，急性循環不全などを引き起こす。午後別冊 No.15の心電図モニター波形は，テント状 T 波に加え QRS 幅が広くなっており，高カリウム血症を示唆する。心室細動に移行する懸念があり直ちに除細動ができる準備として除細動パッドを装着する。

　一般的な四肢外傷への対応として患部の冷却を行ってもよいが，クラッシュ症候群への対応にはならず優先度は低い。頸部の外傷も疑われる状況であれば頸椎カラーを装着してもよいが優先度は低い。右下肢の牽引固定，ショックパンツの装着は不要である。〔テキスト第 9 版下巻 p. 1013-1014/同 第 10 版 p. 750-751〕　　　**4**

28 56歳の男性。自宅で腹痛と血の混じった下痢便とを認めたため妻が救急要請した。

救急隊到着時観察所見：意識清明。呼吸数30/分。脈拍100/分、整。血圧140/80mmHg。体温38.2℃。SpO₂値96％。本人によると、9日前に出張先で生の牛肉を食べたが、一緒に食べた同僚も同様の症状で入院中であるという。

考えられる病原菌はどれか。1つ選べ。

1．サルモネラ
2．病原性大腸菌
3．腸炎ビブリオ
4．黄色ブドウ球菌
5．カンピロバクター

[解答・解説]

「腹痛」「血の混じった下痢便」「生の牛肉」のキーワードから腸管出血性大腸菌感染症を疑う。腸管出血性大腸菌は病原性大腸菌の一種であり、O157がその代表である。ウシなどの家畜の腸管内に生息し、糞便に汚染された肉などを十分に加熱せず食べることで感染する。腹痛、血の混じった下痢便、感冒症状などを引き起こす。潜伏期は2～9日である。

サルモネラは鶏や家畜の腸管内に生息する細菌で、卵や肉類が感染源となり、潜伏期は12～48時間である。カンピロバクターも同じく鶏や家畜の腸管内に存在し、潜伏期は2～7日である。腸炎ビブリオは生鮮海産魚介類に生息する細菌である。黄色ブドウ球菌は調理師の手指の化膿創などが原因となり、潜伏期が1～5時間と短い。いずれも血便は特徴的ではない。

なお、腸管出血性大腸菌感染症は夏場に多く、感染者の排泄物により他者への水平感染も生じる。重症例では菌の産生した外毒素のベロ毒素により、溶血性貧血、血小板減少、尿毒症（急性腎不全）を特徴とする溶血性尿毒症症候群（HUS）を合併する。HUSに発熱と意識障害を合併したものを血栓性血小板減少性紫斑病（TTP）と呼び、無治療の場合、死亡率が高い。〔テキスト第9版下巻 p.852-853：表Ⅲ-5-44, 同 p.875/同 第10版 p.638-639：表Ⅲ-5-33, 同 p.654-655〕　　**2**

29　5歳の男児。数日前から微熱と左耳介下部の腫脹とが出現し、さらに右耳介下部の腫脹を認めたが、徐々に改善傾向であった。今日になって38℃の発熱、頭痛および嘔吐を認めたため救急要請した。

　救急隊到着時観察所見：意識清明。呼吸数28/分。脈拍110/分、整。血圧100/75mmHg。体温38.5℃。SpO$_2$値98%。

　この傷病者で観察される所見はどれか。1つ選べ。

1．耳　　漏
2．項部硬直
3．眼球結膜黄染
4．手掌の発赤腫脹
5．口腔内点状出血

[解答・解説]
　小児に，発熱と耳介下部の腫脹を認める場合，流行性耳下腺炎を考える。流行性耳下腺炎は，両側，あるいは片側の耳下腺の腫脹・圧痛，嚥下痛，発熱を主症状として発症し，通常1〜2週間で軽快する。しかし，症状の明らかな例の約10%に無菌性髄膜炎が出現すると推定されており，耳下腺の腫脹が消退しはじめるころに，頭痛，悪心・嘔吐，光過敏，項部硬直などが徴候として現れる。

　耳漏には，外傷による中頭蓋底骨折に伴う髄液の漏れ（髄液耳漏）や，中耳炎による粘液膿性耳漏（外耳道からの膿流出）などがある。眼球結膜黄染は黄疸を示唆する。小児では手掌の発赤腫脹は川崎病などで生じる。口腔内の点状出血は溶連菌感染症で生じることが多い。〔テキスト第9版下巻 p.869，同 p.876/同第10版 p.654〕　**2**

30　35歳の女性。妊娠34週。自宅で上腹部痛に引き続き嘔吐が出現したため夫が救急要請した。

　救急隊到着時観察所見：意識清明。呼吸数24/分。脈拍92/分、整。血圧152/88mmHg。SpO₂値99％。妊娠中期より高血圧があり、1週前の妊婦健診で尿蛋白を指摘されたという。腹部緊満感は強くなく、性器出血もないという。

　最も考えられる疾病はどれか。1つ選べ。

　1．子　癇

　2．切迫早産

　3．前置胎盤

　4．HELLP 症候群

　5．常位胎盤早期剝離

[解答・解説]
　妊娠中期以降の異常についての知識が問われている。中期以降に，高血圧の既往がある妊婦が上腹部痛を訴える場合には，HELLP（ヘルプ）症候群を疑う。ヘルプ症候群は上腹部痛，悪心・嘔吐，倦怠感を生じ，溶血，肝機能異常，血小板減少を認める疾患である。重症の場合には数時間で急激に悪化し，母児に生命の危険が及ぶ。もともと妊娠高血圧症候群を認める場合が多い。

　子癇は，高血圧症候群の妊婦が突然，意識消失，痙攣をきたす。切迫早産は，妊娠22週以降，37週未満の時期に子宮収縮や子宮口が開いたりすることで早産になる危険性が高くなった場合をいう。前置胎盤は，妊娠中期以降，胎盤が内子宮口を覆っている状態をいう。突然性器出血を起こす。常位胎盤早期剝離は，正常位置にある胎盤が，分娩時，妊娠中に剝離してしまうことをいい，性器出血を認めることが多い。〔テキスト第9版下巻 p.898-900/同第10版 p.668-669〕　　**4**

31 17歳の女子。電車内で卒倒し、友人が救急要請した。

　救急隊到着時観察所見：開眼しているが声掛けに終始無言である。呼吸数16/分。脈拍80/分、整。友人によれば、最近、同様の卒倒を繰り返しているという。

　状態像はどれか。1つ選べ。

1．躁状態
2．昏迷状態
3．抑うつ状態
4．せん妄状態
5．幻覚妄想状態

[解答・解説]

　精神疾患の傷病者に認められる徴候の判別が問われている。傷病者は開眼しているものの声かけには反応していない。呼吸数，脈拍は共に落ち着いている。このような状況を昏迷という。意識は清明であるが外部からの刺激にまったく反応しない状況である。

　躁状態は，思考，感情，意欲が共に亢進した状態をいう。抑うつ状態は，思考，感情，意欲が共に減退した状態をいう。せん妄状態とは軽度の意識障害に幻覚，妄想，興奮などを伴った状態をいう。幻覚妄想状態とは，実際には対象がないにもかかわらず知覚したり，非合理的であり訂正不能な思い込みがある状態をいう。

　なお，昏迷は統合失調症や気分障害などで生じることが多いが，一般身体疾患によっても認められる。〔テキスト第9版下巻 p. 911-913／同第10版 p. 677-679〕

2

32 30歳の女性。妊娠39週。乗用車運転中、対向車線をはみ出した乗用車と正面衝突し、ハンドルに腹部を強打したため救急要請された。

救急隊到着時観察所見：意識JCS1。呼吸数24/分。脈拍110/分、整。血圧116/72mmHg。SpO₂値95％。明らかな外出血はない。全身観察時、発汗は著明である。搬送中に血圧が90/70mmHgに変化した。

救急隊の活動で適切な対応はどれか。**2つ選べ。**

1．補助換気を行う。
2．輸液の指示要請をする。
3．バックボードを左側に少し傾ける。
4．会陰部を中心とした重点観察を実施する。
5．妊娠でかかりつけのクリニックへの搬送を第1選択とする。

[解答・解説]
　妊婦の外傷に対する適切な対応が問われている。ハンドルに腹部を強打しており、子宮をはじめ腹部臓器の損傷が懸念される。頻脈で発汗著明であり、当初保たれていた血圧が明らかに低下している。ショック状態である。出血性ショックを第一に疑い、医師に輸液の指示要請を行う必要があるであろう。ただし、妊娠後期の妊婦の場合、仰臥位では子宮による大静脈と大動脈の圧迫によって血圧が急激に低下する仰臥位低血圧症候群についても併せて考慮する必要がある。その影響を排除するためバックボードを左に15〜30°傾けての搬送も必要であろう。
　妊娠39週での呼吸数やSpO₂値からは呼吸状態は比較的安定しており、補助換気の必要はない。腹部の強打による子宮の損傷や胎盤剝離などが懸念される状態である。救急救命士標準テキストやJPTECの示す「重点観察」には該当しないものの、子宮の痛みや硬さなどに留意しながら不正性器出血の有無の確認などのため、会陰部を中心とした重点的な観察も必要とはいえる。そのため選択肢4の判断に戸惑った受験生もいるかもしれない。ショック状態であり、比較的大きなエネルギーのかかった事故でもある。かかりつけのクリニックでは対応できない。〔テキスト第9版下巻p.956、同p.1020-1021/同第10版p.712、同p.759〕　**2、3**

33 63歳の男性。自転車で走行中に転倒し、前額部をアスファルトに強打したため目撃者に救急要請された。

救急隊到着時観察所見：意識 JCS 1。呼吸数18/分。脈拍66/分、整。血圧130/70mmHg。SpO₂値98％。前額部に擦過傷あり。ヘルメットはかぶっておらず、前額部以外の明らかな外傷はない。両下肢の膝立てはできるが、両手に力が入らない。

この傷病者に考えられる病態はどれか。1つ選べ。

1．神経根損傷
2．引き抜き損傷
3．脊髄完全損傷
4．前脊髄型損傷
5．中心性脊髄損傷

外傷傷病者の身体所見から、もっとも可能性の高い損傷を尋ねる設問である。前額部を強打し、両下肢に比べ両上肢に強い運動障害を認める。このような場合には中心性脊髄損傷を疑う。中心性脊髄損傷は上肢の運動が強く障害される一方で、下肢の運動障害は軽微にとどまるのが特徴である。変形性脊椎症や後縦靱帯骨化症などで脊柱管が狭窄している高齢者に好発する。

神経根損傷では、神経根の損傷により、その脊髄神経の支配領域の筋力や感覚の障害が出現するもので、多くの場合、片側性である。引き抜き損傷では、上肢のどちらかの単麻痺を生じる。脊髄完全損傷では、損傷部以下の完全な運動感覚麻痺が生じる。前脊髄型損傷では、損傷部以下の完全運動麻痺と、温痛覚障害が生じるものの深部知覚は残存する。〔テキスト第9版下巻 p.979-982／同第10版 p.729-731〕

5

34　50歳の男性。乗用車の右側後部座席に乗車中、事故で乗用車が右に横転したまま進行した。シートベルトは装着しておらず、路面で右側胸部をこすって受傷した。レスキュー隊によって車内から救出された。

　救急隊到着時観察所見：意識清明。脈拍110/分。血圧140/80mmHg。SpO_2値94％。呼吸困難と右側胸部の痛みとを訴えている。病院到着時の右側胸部の状態の写真（別冊 No. 16）を別に示す。左側胸部には異常所見はない。

　搬送中に予測すべき重要所見はどれか。**2つ選べ。**

　1．下肢麻痺
　2．頸静脈怒張
　3．腹部膨隆の出現
　4．左呼吸音の低下
　5．気管の右への偏位

```
別　冊
No. 16　写　真
```

[解答・解説]
　外傷傷病者の身体所見から推定される損傷と留意すべき徴候について問われている。乗用車に乗った状態で、路面で右側胸部を強くこすり、右側胸部から右上腹部にかけて深く広い挫創を認める（午後別冊 No.16写真）。内部まで損傷している可能性が高く、胸部では肺損傷や胸壁損傷とそれに伴う気胸、血胸などを、腹部では肝損傷などを考慮する。気胸が進展すれば緊張性気胸となり、頸静脈怒張がそのサインとなる。肝損傷からの出血が大量になれば腹部膨隆が出現する。
　脊髄の損傷を疑う状況ではなく下肢の麻痺が出現する可能性は低い。左側胸部には異常を認めず、左呼吸音が低下する状況は考えにくい。右側に緊張性気胸が生じた場合、気管は左側に偏位する。〔テキスト第9版下巻 p.987、同 p.993／同第10版 p.735、同 p.740〕　　　　　**2，3**

35 38歳の男性。横断歩道を渡っている時に、乗用車にひかれて
受傷し、目撃した通行人が救急要請した。

　救急隊到着時観察所見：意識清明。脈拍120/分、整。血圧
120/66mmHg。左下腿の強い疼痛を訴えている。左膝の屈曲
はできるが、左足関節の背屈ができない。左足背動脈は触知す
る。病院到着時（受傷後約60分）の写真（別冊 No. 17）を別に
示す。

　患肢で障害のある神経はどれか。1つ選べ。

　1．脛骨神経

　2．坐骨神経

　3．大腿神経

　4．腓骨神経

　5．閉鎖神経

```
┌─────────────────┐
│     別　冊       │
│  No. 17  写　真  │
└─────────────────┘
```

36　50歳の男性。工場の作業中に機械に右下肢をはさまれ動けな
くなった。物音で駆けつけた同僚が救急要請した。

　救急隊到着時観察所見：意識 JCS 1。呼吸数24/分。脈拍
110/分。血圧106/60mmHg。SpO₂値96％。傷病者は救助隊によ
り約30分後に救出された。救急車収容時の状態の写真（別冊
No. 18）を別に示す。

　この傷病者に行う適切な処置はどれか。**2つ選べ。**

　1．下腿被覆
　2．患足牽引
　3．静脈路確保
　4．下肢の副子固定
　5．ターニケット装着

```
┌─────────────────────┐
│        別　冊        │
│   No. 18　写　真     │
└─────────────────────┘
```

37　6歳の男児。公園の遊具で遊んでいて、転落し手をついて受傷した。母親が救急要請した。

　　救急隊到着時観察所見：意識清明。脈拍100/分、整。血圧100/70mmHg。疼痛のため右側の肘と手首とを動かさない。手指の運動は可能で、感覚障害もない。

　　この男児の損傷として可能性の高いのはどれか。**2つ選べ。**

　　1．鎖骨骨折
　　2．肩甲骨骨折
　　3．上腕骨顆上骨折
　　4．橈骨骨折
　　5．舟状骨骨折

　小児の上肢の外傷の身体所見から想定される損傷部位が問われている。右の肘と手首を動かさないが手指の運動は可能である。上腕骨顆上骨折や橈骨骨折の可能性がもっとも高い。小児の上腕骨顆上骨折は肘関節周囲の骨折でもっとも多く，肘関節が強制的に過伸展された場合に生じる。橈骨の骨折は遠位端で生じやすい。小児では若木骨折となることが多い。

　鎖骨骨折，肩甲骨骨折であれば手首の運動は可能であるし，概ね肘関節の運動も可能である。舟状骨骨折の場合，肘関節は動かせることが多い。〔テキスト第9版下巻 p.1015-1016/同第10版 p.755-756〕　　**3，4**

38　37歳の男性。工場内での火事により、顔面から頸部にかけて熱傷を負った。

　　救急隊到着時観察所見：意識清明。呼吸数24/分。脈拍90/分、整。血圧120/72mmHg。体温36.5℃。SpO_2値96％。喉の痛みがあり、鼻毛は縮れ、口腔内を確認すると若干のすすを認める。

　　この傷病者の観察所見で緊急度の高い病態を示しているのはどれか。1つ選べ。

　　1．声がかすれている。
　　2．目の痛みを訴える。
　　3．首に水疱ができている。
　　4．顔面が赤くなっている。
　　5．鼻先が白くなっている。

　熱傷傷病者について，緊急度が高い観察所見を判断させる設問である。顔面から頸部にかけての熱傷で，喉の痛み，鼻毛の縮れ，口腔内のススが確認できる。気道熱傷を疑う状況である。声のかすれ（嗄声）は喉頭，声門の熱傷や腫脹を示唆する所見であり，腫脹が増強することで急速に窒息へと至るため緊急度が高いサインである。

　目の痛み，首の水疱，鼻先が白くなるなどは顔面や頸部の熱傷を示唆するが，嗄声に比べれば緊急度は低い徴候である。「顔面が赤くなっている」は，顔面の熱傷の可能性と一酸化炭素中毒による皮膚の変化を示唆している。後者の場合は緊急度が高いが，嗄声には劣る。〔テキスト第9版下巻 p.1023-1024/同第10版 p.762〕　　**1**

39　42歳の女性。納屋で倒れているのを母親が発見し、救急要請した。うつ病で治療中である。

　救急隊到着時観察所見：意識 JCS100。呼吸数 8 /分。脈拍60/分、整。血圧100/60mmHg。SpO$_2$値88％。呼気に有機溶媒臭を認める。直ちに酸素投与並びに換気補助を開始した。

　搬送中に最も気をつけるべき症候の悪化はどれか。 1 つ選べ。

1. 縮　瞳
2. 発　汗
3. 流　涙
4. 徐　脈
5. 筋線維束性収縮

〔解答・解説〕

　救急現場や傷病者の状況から、留意すべき徴候が問われている。うつ病で治療中の傷病者が納屋で倒れており、有機溶媒臭を認める。有機リン系殺虫剤などによる中毒を疑う状況である。提示された症状のうち、もっとも気をつけるべき「症候の悪化」を選択するのであれば、循環状態に直接影響する「徐脈」であろう。

　縮瞳、発汗、流涙、筋線維束性収縮では、その症候が悪化しても直接生命には影響を及ぼさない。

　なお、重症有機リン中毒では呼吸筋麻痺によって呼吸停止を生じる。呼吸筋麻痺は有機リンによる神経筋接合部でのニコチン作用として出現するが、線維束性収縮は同じニコチン作用として生じるものであり、呼吸筋麻痺を予見するサインの一つとして 5 を選択した受験生も多いのではないだろうか。〔テキスト第 9 版下巻 p.1068-1069/同第10版 p.798-799〕　　　**4**

40　53歳の女性。9月末日の未明、アパートの階段の踊り場で、ずぶ濡れで倒れているところを住民に発見され119番通報された。

救急隊到着時観察所見：意識 JCS3-R。呼吸数16/分。脈拍48/分、不整。血圧106/69mmHg。SpO$_2$値測定不能。瞳孔は両側3.0mm、対光反射は迅速。体表面に明らかな外傷はなく、四肢を動かす。現場での心電図モニター波形（別冊 No. 19）を別に示す。

傷病者への対応・判断として適切なのはどれか。1つ選べ。

1．血糖値を測定する。
2．静脈路を確保する。
3．補助呼吸を実施する。
4．体位変換は愛護的に行う。
5．衣服の上から毛布で保温する。

```
別　冊
No. 19
心電図モニター波形
```

[解答・解説]
救急現場や傷病者の状況，検査所見などから傷病者の病態を推測させ，その病態に必要な対応を問うている。ずぶ濡れで倒れており，心電図モニター波形（午後別冊 No.18）では J 波（オズボーン波）を認める。低体温症（中等度）を疑う状況である。徐脈や血圧低下もこれを示唆する。低体温症の傷病者は心臓の易刺激性が高く，心室細動などの致死性不整脈を生じやすいため，体位変換や気道管理は愛護的に行う必要がある。

血糖の異常を疑うような既往歴はない。低血糖であれば頻脈となることが多い。増悪するショックを認めず静脈路を確保するのは適切でない。SpO$_2$値は測定できていないが，呼吸数などから補助換気の必要性は高くない。保温は必要であるが，その場合，まず濡れた衣服を除去する必要がある。〔テキスト第9版下巻 p. 1100-1103/同第10版 p. 821-823〕

4

43

午　　前

別　　　　冊

No. 1 図 （A 問題31）

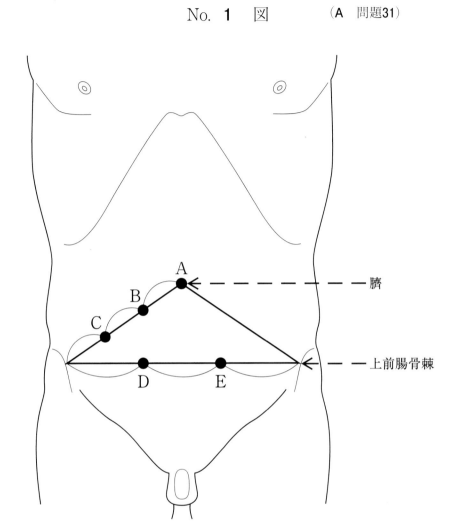

No. **2** 写真 （A 問題35）

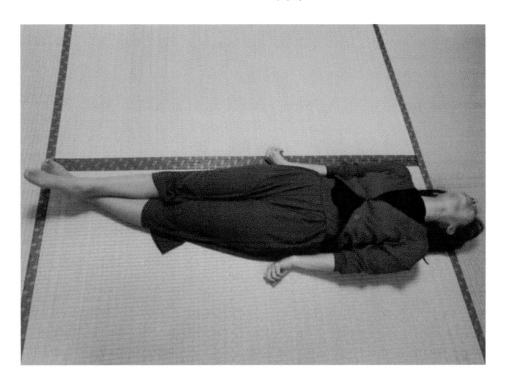

No. 3 図 (A 問題41)

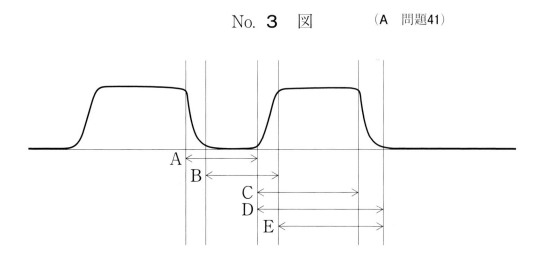

No. **4** 写真　　　　　（A　問題42）

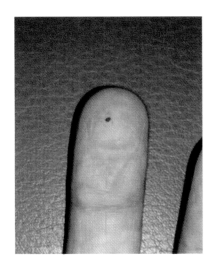

No. **5**　図　　　　　（**A**　問題43）

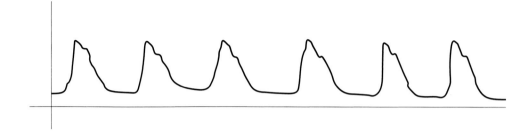

No. **6**　心電図波形　　　（**A**　問題89）

A

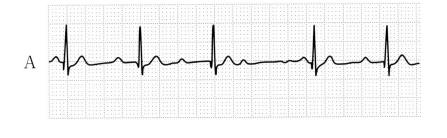

B

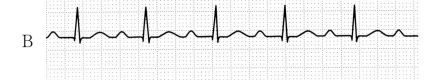

C

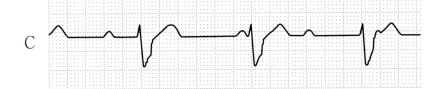

D

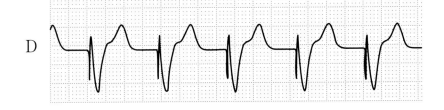

E

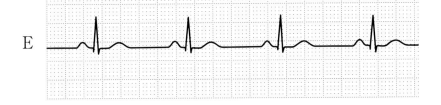

午　　後

別　　　　冊

No. **1** 図 （**B** 問題**9**）

A

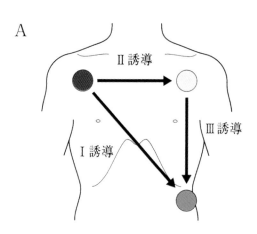

B

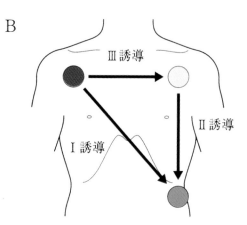

C

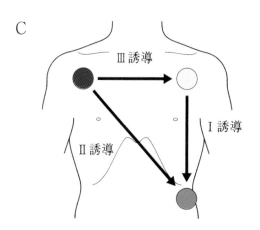

D

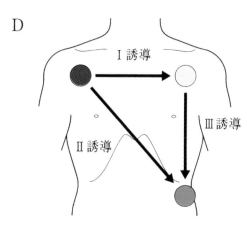

E

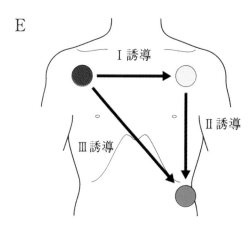

No. 2 写真 （C 問題2）

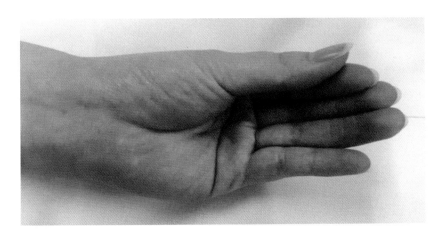

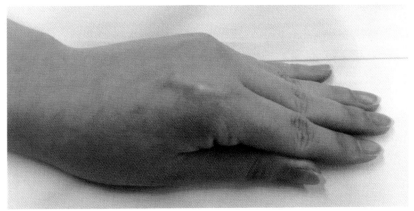

No. 3　写真　　　　　（C　問題9）

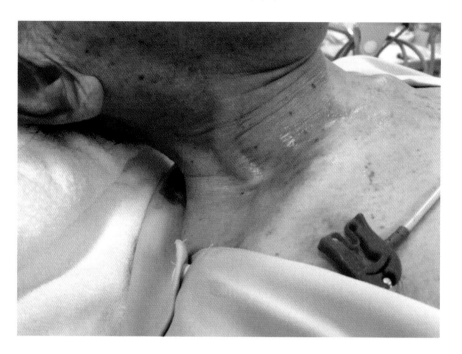

No. 4 図 　　　（D 問題1）

A

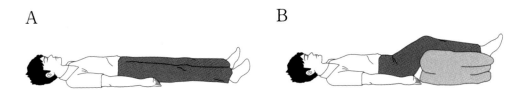

B

C

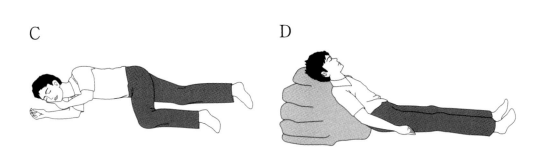

D

E

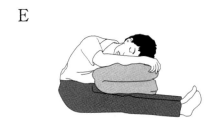

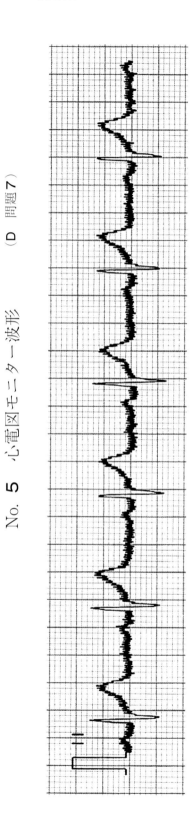

No. 5　心電図モニター波形　　　（D　問題7）

No. **6** 写真 （**D** 問題10）

A

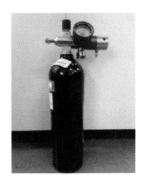

B

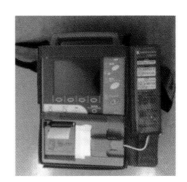

C

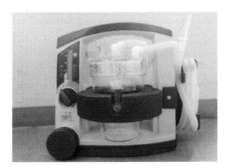

D

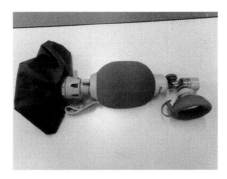

E

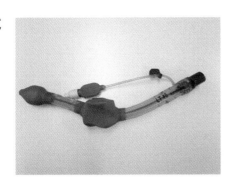

No. 7 写真 （D 問題13）

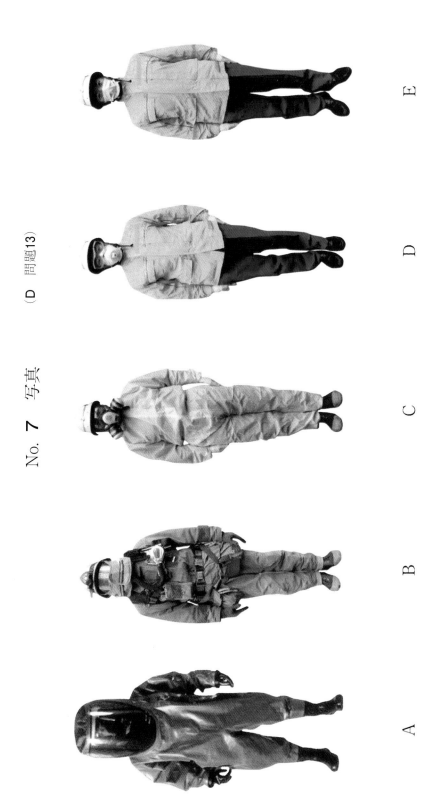

A   B   C   D   E

No. 8　心電図モニター波形　　（D　問題14）

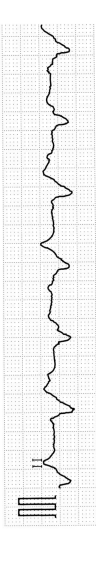

No. 9 心電図モニター波形 (D 問題15)

No. 10　心電図モニター波形　　（D　問題17）

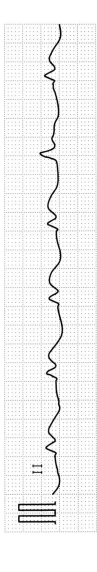

No. **11**　図　　　　　（D　問題19）

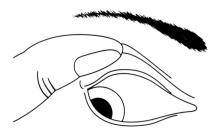
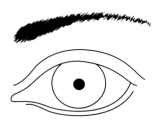

No. **12** 心電図モニター波形 （D 問題**23**）

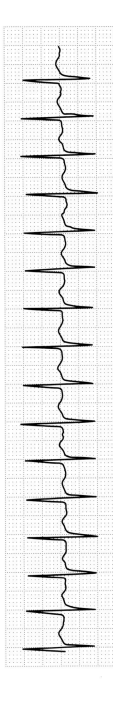

No. **13** 図 (D 問題25)

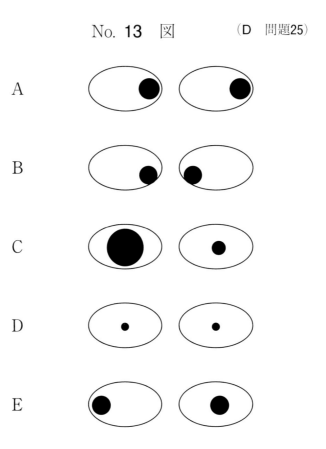

No. 14 写真 （D 問題26）

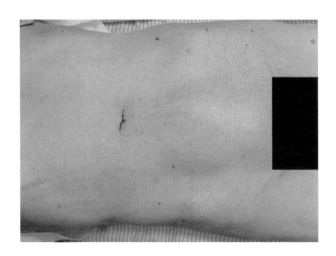

No. 15　心電図モニター波形　　（D　問題27）

No. 16 写真 　　（D　問題34）

頭側 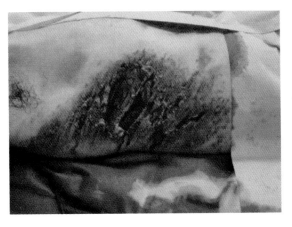 尾側

No. 17 写真 （D 問題35）

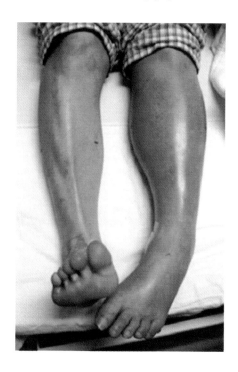

No. **18**　写真　　　　（D　問題36）

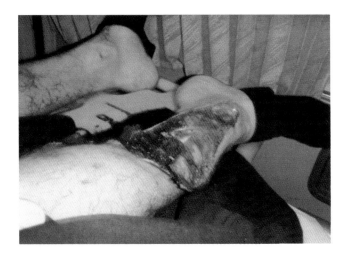

No. 19　心電図モニター波形　　　　（D　問題40）

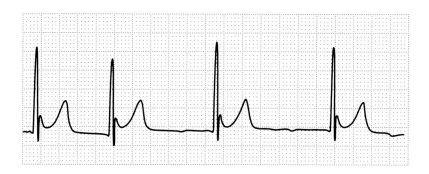

MEMO

MEMO

第43回　救急救命士国家試験問題　解答・解説集
定価（本体価格1,600円＋税）

2020年 6 月 1 日	第 1 版第 1 刷発行
2021年 1 月12日	第 1 版第 2 刷発行
2024年 2 月 1 日	第 1 版第 3 刷発行

監　修　　山本　保博
発行者　　長谷川　潤
発行所　　株式会社　へるす出版
　　　　　〒164-0001　東京都中野区中野2-2-3
　　　　　☎（03）3384-8035〈販売〉
　　　　　　（03）3384-8155〈編集〉
　　　　　振替 00180-7-175971
　　　　　http://www.herusu-shuppan.co.jp
印刷所　　広研印刷株式会社

© Yasuhiro YAMAMOTO, 2020. Printed in Japan　　〈検印省略〉
落丁本，乱丁本はお取り替えいたします。
ISBN978-4-86719-001-2